江苏高校品牌专业建设工程项目(PPZY2015A063)
国家自然科学基金项目(31971717)

城市热岛对公共健康的影响及规划应对研究

黄焕春　杨海林　邓　鑫
周鑫辉　赵毅敏　曾　鹏　等著
刘起勇　贾　琦　王　富

U0380127

东南大学出版社
·南京·

图书在版编目(CIP)数据

城市热岛对公共健康的影响及规划应对研究 / 黄焕春
等著. — 南京：东南大学出版社，2022.8
ISBN 978-7-5641-9886-2

Ⅰ. ①城… Ⅱ. ①黄… Ⅲ. ①城市热岛效应－影响－
公共卫生－研究②城市热岛效应－影响－城市规划－研究
Ⅳ. ①R126.4②TU984

中国版本图书馆 CIP 数据核字(2021)第 254617 号

责任编辑：朱震霞　　责任校对：韩小亮　　封面设计：毕　真　　责任印制：周荣虎

城市热岛对公共健康的影响及规划应对研究

CHENGSHI REDAO DUI GONGGONG JIANKANG DE YINGXIANG JI GUIHUA YINGDUI YANJIU

著　　者：黄焕春等
出版发行：东南大学出版社
社　　址：南京市四牌楼 2 号　　邮编：210096　　电话：025-83793330
网　　址：http://www.seupress.com
电子邮箱：press@seupress.com
经　　销：全国各地新华书店
排　　版：南京新洲印刷有限公司
印　　刷：广东虎彩云印刷有限公司
开　　本：700mm×1100mm　 1/16
印　　张：11
字　　数：310 千字
版　　次：2022 年 8 月第 1 版
印　　次：2022 年 8 月第 1 次印刷
书　　号：ISBN 978-7-5641-9886-2
定　　价：70.00 元

编写人员名单

黄焕春　　杨海林　　邓　鑫　　周鑫辉

赵毅敏　　曾　鹏　　刘起勇　　贾　琦

王　富　　马　原　　严思平　　郝　翠

陈图农　　李　勇　　李明玉　　陈逸伦

前　言

在近一百年内,全球年均温度增加了 0.5～0.8℃。预计到 2030 年,我国年均气温将增加 1.5～2.8℃,到 2050 年增幅将达到 2.3～3.3℃。与全球气候变暖相伴的极端高温事件频发,而城市化导致的热岛效应日益增强,又使得城市夏季高温不断上升,对居民的生理与心理健康产生危害。全球气温升高成为世界范围内各国政府、社会群众以及科学研究人员密切关注的气候变化问题之一。高温对人类健康产生影响,全球气候变化与人类健康密切相关,这也成为一个新兴的研究领域。

我国城市化高密度、快速发展,城镇化率由 1978 年的 17.90% 上升到 2021 年的 64.72%。建成区持续扩张使得人口聚集,也导致城市夏季高温不断上升,高温热浪的强度、频率和范围增大。城市高温导致的公共健康问题日益突出,高温热浪频率和周期时长未来还将持续增加,除诱发呼吸系统、心脑血管、神经系统等疾病,甚至会直接导致死亡;城市居民的精神健康也受到影响,持续高温使人感到紧张、烦躁甚至抑郁等。

城市绿地系统是建设健康、可持续与宜居城市的重要组成部分;城市绿地可发挥气候调节作用,具有健康效应的生态系统服务功能,提升人体舒适度和降低健康风险。健康中国战略,将健康中国确定为最高层次的战略之一,明确提出施行健康城市、健康村镇的规划建设,通过优化公共设施、绿地系统等布局,促进城市居民的健康发展。

科学评估夏季高温对公共健康的危害,探讨可持续城市绿地系统规划方法或模式,成为建设健康城市、气候适应型城市与园林绿地规划的科学理论基础。城市微气候具有多尺度的典型特征,特大城市表现出典型的局部气候小区特征,城市绿地降低热岛效应有明显的尺度、空间、结构特征。由此,本书基于绿地的心理疗愈和生理调节作用,研究绿地改善热岛对情绪健康危害的机制,努力发展多元价值的健康城市绿地系统规划方法或模式。

本书编写核心目的是为城市热环境及居民健康关联性研究,及绿地优化提供针对性指导和参考。研究结果共分为十一章:第一、二章是研究内容及相关概念,第三章是本书所涉及的基本理论与方法;第四、五、六章,分别以热环境危害的典型疾病为例进行研究;第七章,热环境健康危害时空格局特征的综合研究;第八章,关于热环境暴露剂量与公共健康危害风险分析;第九、十章,从规划设计的角度提出绿地系统的优化;第十一章,总结与展望。

希望本书内容能为城市健康环境分析和绿地系统优化提供科学支撑,同时为健康城市的绿地规划新范式建构提供些许新思路。我们在本书编写中尽可能采用通俗易懂的语言,并配以直观的图解,期待能通过本书的出版引发研究者对于城市健康环境的关注、思考和讨论,共同为创建健康宜居环境而努力。

由于本书涉及诸多理论探讨和数据运算,难免存在些问题以及不妥和不完善之处,欢迎研究同仁与读者提出批评和改进意见。

黄焕春

2022.5

目　录

第1章

绪 论

1.1 研究背景

(1) 全球气候变化与人类健康效应

全球地面平均温度,在近一百年内增加了 0.5～0.8 ℃。据中国国家气象局(NMB)预测,到 2030 年平均气温增幅将达到 1.5～2.8 ℃,到 2050 年增幅将达到 2.3～3.3 ℃。世界各国政府、社会群众以及科学研究人员都在密切关注气候变化问题,中国政府也出台了一系列相关政策。

近年来,全球气候变暖和极端高温事件频发,而城市化导致的热岛效应日益增强,又使得城市夏季高温不断上升,严重危害了居民的生理与心理健康。

(2) 城市化加剧了城市热岛强度

城市的快速与高密度发展使室外环境持续恶化,并走向恶性循环。目前,我国的新型城镇化率已由 1978 年的 17.90% 上升到 2020 年的 60%。预计到 2050 年,相较 2020 年,全球城市地区人口比例将上升 8%,城市人口新增 22 亿,相当于目前全世界总人口的 64%～69%。人口聚集,建成区不断扩张,导致城市夏季温度不断上升,高温热浪的强度、频率和范围增强。随着我国城镇居民人口不断扩大,人们生活、生产方式发生巨大改变,必然会使城市的空间结构和土地综合利用类型发生巨大的变化,建设和工业用地规模扩大,农业、林地、耕作用地、绿地和水体等自然元素不断减少。由于城市内较多的人工构筑物(包括墙面、柏油路面、混凝土等高蓄热体)的聚集和使用,改变了地球表面的热属性,再加上城市内部居民在其生产、生活、工作过程中所产生的人为热及各种污染物的排放,致使城市持续"高温化",热岛效应日趋严峻。

(3) 城市高温的健康危害受到持续关注

全球变暖呈加速趋势,热岛强度和面积急剧扩张,降低了居住环境的舒适度,带来了一系列健康灾害问题。高温热浪对健康的影响、全球气候变化与人类健康效应都密切相关,已成为一个新兴的研究领域。

我国超大城市夏季热岛严重,天津超过 6.8 ℃、北京超过 8 ℃、济南超过5 ℃,重庆超过 7.7 ℃,珠三角、长三角、京津冀等区域的疾控数据与夏季高温相关研究显示,城市高温导致的公共健康问题日益突出。高温热浪灾害最为严峻,其频率和周期时长未来还将持续增加,除诱发呼吸系统疾病、心血管疾病、脑血管疾病、神经系统疾病等之外,甚至直接会导致死亡。城市居民的精神健康也受到影响,会使人感到紧张、心烦、有压力和抑郁等。医学称在夏季表现出的偏离正常的行为和情绪为"夏季情感障碍",大约有 16% 的人会有此症状。

如何科学评估夏季高温对公共健康的危害,发展城市绿地系统规划方法或模式,则是健康城市、气候适应型城市与园林绿地规划的科学理论基础之一。

(4) 城市绿地是有效的降温与疗愈手段

城市绿地系统是建设健康、可持续与宜居城市的必要组成部分,是最关键的空间载体,也是削减城市热岛情绪危害的重要生态空间。城市绿地系统具备降温和通风作用,发挥气候调节和健康效应的生态系统服务功能,提升人体舒适度和降低健康风险。增加或改善对城市绿地的干预措施,能够在城市居民生活方式、精神健康及社会交往方面,带来积极的健康、社会与环境效益。

合理的城市绿地系统资源,可以降低城市环境中的空气温度、降低城市高温、转移城市热岛、提高户外空间热舒适。目前大多数城市通过提高绿化改善城市热环境。公园和绿地可以通过降低周边建成区环境温度改善城市热岛效应对情绪健康的危害,减少心烦、易怒、敌意、紧张等负向情绪,并能间接预防和辅助生理疾病的治疗,减少心血管、神经系统、中暑死亡人数。

(5) 健康中国战略的规划响应

2016 年中国政府推出《"健康中国 2030"规划纲要》,将健康中国正式确定为最高层次的战略之一,明确提出施行健康城市、健康村镇的规划建设,通过优化公共设施、绿地系统等布局,促进城市居民健康的发展。2017 年,国家发展改革委、住建部等部委共同提出要建设一批气候适应型城市,重点应对热岛效应,增强绿地系统在调节环境中的气温作用方面的功能,要求以先进的技术和大量的气象资料作为基础,提高城市规划的科学性,为我国城市发展工作做好气候适应性的论证。城市规划、风景园林等行业如何针对公共健康危害,科学地规划设计城市建设环境,提升居民生理及心理健康,成为当前的研究热点。

城市微气候是具有多尺度的典型特征,特大城市具有典型的局部气候小区特征,而城市绿地降低热岛具有明显的尺度、空间、结构特征。因此,本研究在不同尺度下,基于绿地的心理疗愈和生理调节作用,研究绿地改善热岛的情绪健康危害的机制,发展一种多元价值的健康城市绿地系统规划方法或模式。

1.2　研究内容

(1) 分析超大城市夏季高温的时空格局特征

以北京市历史时期 1984—2020 年的 Landsat 卫星影像为基础数据,运用监督分类法,提取研究区域内的城市绿地、水系和建设用地数据,通过热红外波段进行温度反演,得到大气温度。基于景观格局分析法,并结合热岛强度指标体系从宏观尺度上分析城市热岛增强夏季高温的景观—格局—过程。

(2) 分析城市热环境对公共健康危害的时空影响机制

针对全球气候变暖带来的生态环境和城市居民身心健康问题,分析特大城市空间中热岛对居民健康风险影响的时空特征。提出采用心理和生理健康的三种指示疾病,评价热岛对居民健康影响的格局过程特征。采用气象站点、卫星影像等数据,利用 GIS(地理信息系统)、遥感、数值分析技术,研究北京市城市热岛对呼吸系统疾病(J00 - J99)、心血管疾病(I00 - I99)和情绪健康影响的空间格局与过程。

(3) 探索降低高温健康危害的城市绿地系统规划设计策略

结合实际气象站点记录的温度、湿度、风速等数据以及通过百度地图等爬取的天津市中心城区路网、建筑、绿地、水体、POI(兴趣点)等大数据资料,以高温公共健康危害作为指标评价分析城市热环境变化对情绪健康的综合影响,开展城市气候健康风险评估,有效识别健康高风险地区,综合评价城市气候健康。通过对现存的绿地、水体进行缓冲分析,明确其最大降温效益范围。采用气候健康风险评估结果、城市真实环境测试分析数据和绿地系统降温增湿的机理和过程,通过遗传算法进行绿地空间布局的优化模拟,研究关键区域、廊道、节点的绿地系统配置指标,从城市总体规划及绿地建设优化方向提出降低夏季高温并提升情绪健康的绿地系统优化配置模式。

(4) 探索城市通风廊道规划的理论与实践

在国土空间规划背景下,基于地理设计的方法论,进行城市通风廊道规划的理论分析与实践探索。以北京市为例,建立地理设计模型,利用遥感和 GIS 技术,提取道路、建筑热、水系、公园绿地等数据,基于温度场数据、地表粗糙度、建筑环境、主导风向确定了作用空间、补偿空间,最后进行通风廊道的构建。结果表明,地理设计的方法论能有效指导通风廊道的构建,在规划中描述、评价、变化等模型,发挥较好的作用;北京中部可以形成五条主要通风廊道和多条辅助通风廊道,空间分布呈现东多西少。通过本研究,以期为国土空间规划提供地理设计的方法探索,从而更好地为改善北京市生态网络空间提供基础研究。

1.3 研究意义

理论意义:本项目在局部气候小区尺度下,探索夏季高温与公共健康的理论关系模型和机制,建立一种更高效率的绿地系统疗愈模式,有望形成保障城市居民公共健康的绿地规划调控理论框架,对研究区域与全球气候变化及其健康影响具有重要的理论意义。

方法意义:本项目致力于发展一种削减夏季高温对公共健康危害的绿地系统规划方法,使其能够推广到其他城市的绿地系统规划设计中。基于地理设计的方法论,研究城市绿地系统布局方法,有利于丰富健康城市规划的方法。

实践意义:夏季高温对公共健康的危害涉及普通人群,通过绿地系统缓解其危害具有普遍意义。在全球气候变暖背景下,高温环境导致健康压力增大,长三角和粤港澳大湾区的城市公共健康风险尤为严峻,而识别危害严重的地段并采取措施,则是实践对城市规划与园林绿地规划的要求。

第 2 章
国内外研究现状

城市绿地具有其他城市空间无法替代的心理健康作用,包括舒缓市民消极情绪、缓解工作压力、促进居民沟通相处、预防不同的心理疾病(焦虑、抑郁、紧张等)等。由于城市中使用用地紧张,单纯依靠扩大绿地面积来维护绿地功能的方法已经变得不太有效,因此,如何利用绿地小气候的适应性规划,在有限空间对绿地进行适宜的规划设计,使其最大程度地体现出降温效益、康养效益等作用,是迫切需要解决的难题之一。

因此,本章梳理了城市热岛效应的相关研究文献,对相关研究方法进行了归纳,同时对绿地缓解城市热岛效应相关文献进行计量分析。在此基础上,提出了当前在城市热岛效应和绿地缓解城市热岛效应领域的研究中存在的问题和前沿热点,旨在为今后相关领域研究提供参考。

2.1 基本概念

2.1.1 城市热岛的概念

城市热岛(Urban Heat Island,UHI)效应是指城市区域温度比周围农村温度高的现象。自 19 世纪初英国学者 Howard 首次提出城市热岛概念后,在随后的近 200 年中,世界多国学者从不同的时空尺度开展了广泛的研究,涉及微气候、局地气候、中气候、大气候等多个尺度(表 2-1-1)。进入 21 世纪,城市化对全球城市化与气候变化的交织,以及由此导致的人类健康的影响正成为国际社会关注的前沿问题。绿地作为降低城市热岛效应的有效手段之一,也成为学者们日益关注的领域。

城市热岛效应的衡量指标有很多。其中,热岛强度是反映某一地区城市温度高于乡村温度程度的重要指标,不同的学者对其定义存在差异,但一般认为其测度为城市中心区温度和城市郊区温度的差值。当前,大城市热岛效应与气候变暖、夏季高温的多重叠加,热岛强度显著增加,导致了夏季室外舒适度的恶化,对人体生理健康造成了严重影响。以天津、北京为代表的中国北方大城市为例,近年来夏季高温现象日益频繁,其夏季郊区平均温度为 32 ℃,2013 年最高热岛强度已超过 10 ℃,城区有相当面积的地段超过 8 ℃,人体排汗已无法保证正常温度调节,甚至会发生中暑、休克。

表 2-1-1　气候尺度及相应的气候现象

气候	水平范围/m	垂直范围/m	气候现象	时间/s
微气候	$10^{-2} \sim 10^{2}$	$10^{-2} \sim 10^{1}$	温室气候	$10^{-1} \sim 10^{1}$
局地气候	$10^{2} \sim 10^{4}$	$10^{-1} \sim 10^{3}$	公园冷岛	$10^{1} \sim 10^{4}$
中气候	$10^{3} \sim 2 \times 10^{5}$	$10^{0} \sim 6 \times 10^{3}$	城市气候	$10^{4} \sim 10^{5}$
大气候	$2 \times 10^{5} \sim 5 \times 10^{7}$	$10^{0} \sim 10^{5}$	气候带、季风区	$10^{5} \sim 10^{8}$

城市热岛效应的产生是多种因素共同作用的结果。按人为控制性,可将城市热岛效应影响因素分为可控和不可控两种。可控因素包括不透水面、建筑布局、下垫面性质、人为热源排放等;不可控制因素主要有气压、风速、云量、大气气溶胶等。一般认为城市热岛效应主要是因植被减少引起的蒸发制冷效应减弱和对流效应减小,因此合理布局城市绿地是削减城市热岛效应的有效方式之一。所以,通过绿地优化缓解城市热岛效应的研究,也是未来相关研究中值得关注的领域。

2.1.2　公共健康的定义

健康一词,最初只是简单、机械地被认为是"无病、无残"的状态,随着医学科学的发展,健康的概念也得到进一步的完善。世界卫生组织(WHO)在 1948 年创立之初便提出了身体、心理和社会的"三维健康观";1978 年又在国际初级卫生保健大会《阿拉木图宣言》中再次声明,健康不是仅仅说一个人没有任何疾病或不虚弱,而是指人们在身体、精神和社会层面都能良好地适应这个时代社会的一种状态。

公共健康是在"健康"一词的基础上发展起来,泛指人口总体上处于健康状态,需要协同整个社会一起协调防御机制的群体性健康。公共健康主要集中在生理健康、心理健康以及社会健康三个方面。其基本概念主要具有以下四个方面特点：(1) 重视"公共"健康，强调人的整体性、群体性；(2) 以防治为主；(3) 涵盖面广，包括全部公共健康息息相关的话题；(4) 公共卫生、公共健康是具有社会性、集体性的行为，需要靠整个社会各方面的力量来推动实现。

然而，目前公共健康的含义在国家层面和学术层面都存在着一定的争议。国家层面，发展中国家主张公共健康的广义解释，而发达国家更加主张狭义解释。学术层面，各国学者对于"公共健康"一词存在着不同的解释，其中具有代表性的观点有三种，一种认为"公共健康是预防疾病、维持生命和保障健康的科学，通过有社会有组织的努力来实现"；另一种认为"公共健康就是宽泛的指公众的健康，与公众健康有关的问题都是公共健康的范畴"；第三种则认为"公共健康是一个整体概念，传染性疾病的广泛传播性会使得大范围的公众健康受损，而当一国某种非传染性疾病的患者数量长期保持高水平，且和传染性疾病对公共健康的影响相当时，主张广义的公共健康"。

在《布莱克法律词典》中，对于公共健康的解释为：首先是人群总体健康；其次是健康条件，即社区为疾病预防和治疗所采取的方法。而美国医学研究所（Institute of Medicine，IOM）在 1988 年的公共健康研究报告中对公共健康有了更为凝练的定义：公共健康是社会保障人们各种活动而采取的集体行动。

应当指出，传统的公共健康只涉及医药与预防领域，但是近年来公共健康的外延不断扩大。目前 WHO 对公共健康所覆盖的主题包括环境安全、疾病控制、特殊物品管制等。其中，环境安全包括各种水源污染、空气污染、能源问题等，疾病控制针对各种流行病传播、突发公共健康危机与心理问题等，特殊物品管制包括烟草与酒精制品、毒品的管制。2008 年 WHO 提出了"生态—社会—健康—环境模型"。关于公共健康，目前还没有形成公认的定义。哈佛大学公共卫生学院教授丹尼尔·维克勒认为"公共健康"就是指"健康的人口"，即大多数人口处在健康状况。他认为公共健康是一种整体的防御机制，需要整个社会的协调与参与。由此，公共健康对绿色空间的功能也提出了新的要求：预防传染性疾病和慢性疾病；保障人们的生理和心理健康；促进社会公平、人民幸福。

2.2　国内外研究进展

2.2.1　研究文献计量分析

学者对城市热岛效应的研究起步于 19 世纪，但综合运用各类科学方法和手段进行的系统研究始于 20 世纪 70 年代。随着对该领域的关注和认识日益深入，研究范围逐渐扩张至公共健康领域，相关文献的发表数量整体上也呈现上升的趋势，大致可以分为三个阶段。

第一个阶段为 20 世纪 70 年代到 80 年代中期，这一阶段每年发表文献数量很少，文献发表频率也比较低。第二个阶段为 20 世纪 80 年代中期到 2001 年，该阶段本领域文献发表频率较第一阶段显著提高；文献发表数量较第一阶段有所增加，但数量仍然较少，且逐年波动。第三个阶段为 2001 年至今，此阶段文献发表频率与第二阶段基本一致；但发表数量明显增加——除 2018 年略有下降外，其他年份发表文献数量逐年增加，且增速具有进一步提高的趋势。

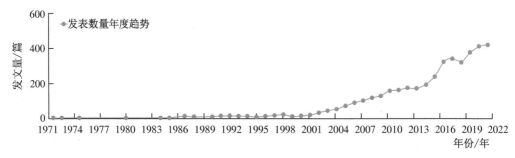

图 2-2-1　20 世纪 70 年代以来城市热岛效应相关研究文献发表数量

目前与城市热岛效应相关文献的发表数量十分丰富（图 2-2-1）。在中国知网数据库中，以"热岛"作为主题关键词进行检索，至 2021 年 11 月该领域相关文献共有 3 552 条。其中，以"热岛效应"为主题的文献有 762 篇，以"城市热岛"和"urban heat island"为主题的文献分别有 559 和 651 篇，以"城市热岛效应"和"urban heat island effect"为主题的文献分别有 534 和 143 篇，以"heat island"为主题的文献有 126 篇，以"surface urban heat island"为主题的文献有 91 篇，以"land surface temperature"为主题的文献有 82 篇，以"热岛强度""urban heat island intensity""urban heat island mitigation"和"城市热岛强度"为主题的文献分别有 68、49、47 和 42 篇。

运用 CiteSpace 软件，对以"城市热岛""城市热岛效应""城市热岛强度""heat island""urban heat island""urban heat island effect""urban heat island intensity""urban heat island mitigation""surface urban heat island""land surface temperature"为关键词的 1 000 余篇与城市热岛效应相关的文献进行聚类分析，得到图 2-2-2。图 2-2-2 反映了目前与城市热岛效应相关研究所关注的

热点。其中,由 2 号聚类"地表温度"、4 号聚类"遥感"表明,在当前与城市热岛
效应相关研究的研究方法领域,遥感手段已经被比较广泛地采用了。由 0 号聚
类"热岛效应"、1 号聚类"城市热岛"、3 号聚类"城市热岛效应"和 9 号聚类"植物
物候"、15 号聚类"园林绿化"表明,目前与城市热岛效应相关的研究内容方面,
"城市热岛效应"和"热岛效应与园林绿地关系"是一个重要的方向;5 号聚类"热
岛强度"和 13 号聚类"时空分布"分别说明当前与城市热岛效应相关的研究也较
多地关注了城市热岛效应的强度情况以及城市热岛效应的时空分布情况。

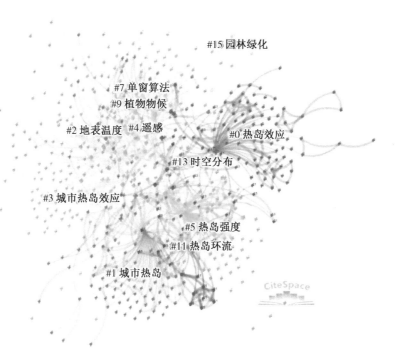

图 2-2-2　与城市热岛效应相关研究文献聚类分析结果

此外,图 2-2-3 反映出当前对与城市热岛效应的研究存在对绿地降低与城
市热岛效应的规划应用和城市绿地降低与城市热岛效应机制的研究较少的问
题。图 2-2-3 可以看出对热岛效应的健康关注,也是从近二十年才开始,主要集
中于舒适度和精神健康领域。因此,在未来的研究中需进一步加强对这两类问
题的关注。

通过文献梳理发现,当前诸多有关城市热岛效应的研究热点可以分为两个
类别,即:通过多种技术手段对具体研究区的城市热岛效应状况进行历史分析与
前景预测,以及在此基础上提出的调控城市热岛效应的绿地建设策略和效果评

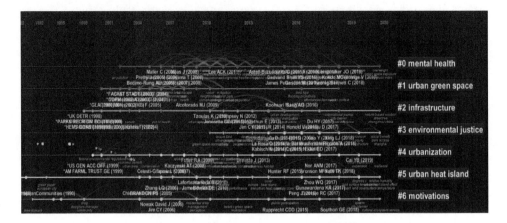

图 2-2-3 SCI 论文城市热岛相关主题的研究时间轴线

价。其中，有关前者的研究成果丰富，且已形成较为系统的理论框架；与后者相关的研究成果较为有限，仍有较大的研究空间。

2.2.2 城市热岛效应研究方法进展

城市热岛效应观测手段呈加速发展的趋势，先后经历了气象站点、流动观测和卫星遥感观测三个阶段。三种观测手段获取的数据需要融合，卫星遥感观测时间分辨率严重不足，气象站点空间分辨率也不足，流动观测同步性存在较大问题。观测维度，经历了点、线、面的发展过程，目前已进入三维观测阶段。在充分观测的基础上，国内外学者也开始尝试开发相应算法，对城市热岛效应进行模拟预测。

（1）站点观测法

早期采用有限的气象站点，观测城郊温度的差别，但难以反映大范围温度场变化。应用这种方法的主要有：城市热岛效应的发现，云量、风速等气象影响因素的研究，逐年、逐日、逐时的城市与城市群热岛效应特征研究。为避免传统气象站点观测存在严重的局限性，1951 年 Sundborg 首先使用流动观测法，研究瑞典东南部乌普萨拉市的城市热岛效应。随后，Oke 于 1975 年在加拿大渥太华市进行流动观测，成为日后研究的典范案例。Janos 于 2001 年、Anthony 于 2009年也分别利用流动观测研究了城市热岛效应特征。鉴于连续性流动观测过程中的误差，2009 年日本学者 Masaki 提出了减小误差的方法。在我国，1994 年李爱贞、2000 年严平、2006 年郭勇、2007 年刘加平、2012 年王志浩、2020 年黄焕春等学者也采用了流动观测法，对西安、合肥、北京、重庆、南京等地进行了城市热岛效应研究。但是,流动观测法也存在局限,所收集的数据同步性存在较大问题,因为一段时间内温度场会出现不确定性变化影响。

站点观测法较多地被气象部门所采用,具体地研究所在中小城市的城市热岛效应情况。如 2020 年朱浩、2019 年季丹丹、2017 年刘安都采用站点观测法对岳阳、绍兴、涿州等中小城市的城市热岛效应情况进行了研究。

(2) 遥感观测法

遥感观测在近几十年迅速推广应用,得益于它能同步进行大面积温度场的监测。1972 年 Rao 最早应用 TIROS-1 卫星遥感影像的热波段反演地表温度,研究太平洋中部海岸城市的地表温度分布类型。之后,1984 年 Price 开发了得到广泛应用的分裂窗算法,加速了遥感数据在城市热岛效应研究中的广泛应用。2001 年覃志豪等提出了反演真实温度的单窗算法。

目前,应用遥感研究城市热岛效应,主要集中在城市区域地表温度特征、城市热岛效应与城市规模形态、城市群热岛效应、热场与下垫面、归一化植被指数(NDVI)与热岛温度、热场与遥感参数、城市热岛效应与绿地子类型的关系等。

在城市区域地表温度特征领域中,杨敏以北京市为研究区,反演 7 期夏季 Landsat TM/ETM+/TIRS 遥感影像数据得到北京市地表亮度温度,从而分析得到北京市热分布格局和城市热岛效应特征;赵梓淇运用 2001 年、2010 年和 2015 年夏季典型日的沈阳市三环内卫星遥感数据,反演得到研究区内地表温度(LST)和热岛强度以及对应的主要土地利用类型,进一步分析讨论了典型土地利用类型对应的地表温度和热岛强度情况;刘施含则运用单窗算法,对北京市海淀区 Landsat 遥感影像数据进行反演,得到 2004 年、2009 年、2017 年夏季的地表温度,以此定量分析得到研究区内城市热岛效应变化特征及其原因。

在城市热岛效应与城市规模形态研究领域中,黄焕春将天津市作为研究区,将 1992—2013 年 7 期夏季 TM 遥感影像作为基础数据,进行城市形态提取和城市热岛强度反演,通过大数据分析计算,得到了城市形态布局与热岛强度的响应机制与参数曲线;葛亚宁处理得到北京高分辨率遥感影像,以遥感反演方法获得地表温度数据,通过人工目视解译方式得到北京市五环内的各类建筑密度区,结合地表温度数据分析了城市建筑密度格局与城市热岛效应的关系;杨智威以粤港澳大湾区 2000 年、2008 年和 2016 年的遥感影像数据和地表温度数据为基础,分别进行建设用地提取、城市热岛强度等级划分和城市热岛区域识别,结合总体耦合态势和空间耦合特征模型,分析得到各历史时期大湾区建设用地扩张和城市热岛区域扩张间的耦合关系。

在城市群热岛效应研究领域中,沈娅男反演 1990 年、2000 年和 2011 年杭州湾南岸城市群的 Landsat－5 TM 遥感影像得到地表温度影像并划分等级,并差值运算各时期的地表温度,计算不同时期研究区的热岛比例指数,并提取研究区内的城市建成区,结合分析得到城市群研究区热岛强度变化情况;黄铁兰以珠三角城市群为研究区,以多源多时相遥感数据为基础,进行数据处理、模型构建、统计分析,得到了该城市群热岛效应时空演变特征;沈中健将闽三角城市群作为研究区,以空间统计方法分别处理 1996 年、2002 年、2007 年、2012 年、2017 年 Landsat 遥感数据,分析得到城市热岛的空间分布格局及演化特征,进而分析得到该城市群热岛效应的形成和变化规律。

在热场与下垫面研究领域中,崔林林分别采用成都市中心城区的 Landsat 8 TIRS 数据和重庆市 MODIS 数据和气象数据,综合定量、定性分析手段,分别研究了成都市中心城区和重庆市城市热岛效应变化和该区域下垫面关系;朱玲以贵安新区中心区为研究区,以遥感影像数据为基础,反演地表温度和估算热岛强度,以此为基础分析得到研究区的热岛强度与城市下垫面类型的联系;孙永运用 WRF 模式,模拟了重庆城市热岛效应的特征、成因和局地环流对城市热岛效应的影响,以重庆下垫面作为控制变量,研究了重庆城市热岛效应情况与研究区下垫面间的关系。

在 NDVI 与热岛温度研究领域中,周梦宇以南昌市为研究区,运用大气校正法反演得到地表温度并划分热岛强度等级,提取了南昌市的归一化植被指数、归一化建筑指数和归一化水体指数,定量分析得到裸地、城市建设用地、植被、水体与地表温度的关系;何志斌以昆明市主城区为研究区,通过大气校正法反演 Landsat 8 遥感影像得到研究区地表温度,并计算得到建筑指数、植被指数和水体指数,从而分析得到研究区热岛格局和形成原因;李学敏将襄阳市的 Landsat 8 TIRS 遥感影像为基础,反演得到地表温度,处理得到城市热岛效应强度指数,配合归一化植被指数(NDVI)、归一化建筑指数(NDBI),揭示了研究区城市热岛效应与地表植被分布状况和建筑密度的关系。

在热场与遥感参数研究领域中,华俊玮引入多源参数运算多种城市热岛监测指标,改进传统只以遥感反演地表温度、亮度温度等参数指标研究城市热岛效应的研究方法,并以福建省晋江市为研究区验证了采用多元参数指标的研究方法与传统方法的差异;王林申以济南市四个年份 Landsat 遥感卫星影像为基础,归一化获得地表温度等级分布格局,并结合对应年份多样的地表参数,综合分析地表参数变化和城市热岛效应特征对这些参数的响应情况;田雷对 2007

年、2009 年、2013 年、2017 年蚌埠市 Landsat TM/OLI TIRS 遥感影像进行反演,得到地表温度和热岛强度,并引入多种地表参数信息,分析 2007—2017 年蚌埠市各地表参数的演变情况和对城市热岛效应的作用。

在城市热岛效应与绿地子类型的关系研究中,尹杰以武汉市建成区为研究区,处理得到多种土地类型指数,并以热岛强度指数划分获得研究区的热岛及冷空气生成区,研究了武汉的冷热岛区域的形成与各类土地类型的关系;东高红采用中尺度数值天气模式 TJ - WRF 模拟有限个天津城区局地雷暴天气实例,通过控制模式中下垫面用地类型情况,揭示了海风(锋)环流强度情况,进而分析地表用地类型对天津城市热岛效应的影响。不同纬度、国家、区域的城市热岛效应存在较大差别,国外学者已取得了较多本土化的研究成果:日本名古屋的绿地降温效果的季节变化和日变化、美国大陆生物群落与城市热岛效应、休斯敦城市热岛效应对当地树木生长的影响、用于识别巴西 Uberlandia 城市内部热岛移动样带、英国城镇 Guildford 的绿色基础设施、地形环境对城市热岛效应的缓解效果、阿联酋沙迦大学各建筑类别因素降低室外地表温度的能力、意大利帕多瓦的城市热岛效应和暖通空调系统关系。

(3) 模拟预测方法

近年来,快速发展的计算机科学、人工智能算法、地理空间分析技术等,为城市热岛效应模拟提供了可能,将为城市绿地优化布局提供基础分析。城市绿地降低城市热岛效应的模拟研究,首先,要能辨识绿地降温的格局与过程;其次,要能模拟特定尺度的结构与过程;再次,要能模拟不同情景下的降温效果及舒适度;最后,模型和算法能解决散乱分布的绿地带来的较大误差。

利用数值模式模拟城市热岛效应,经历了一维到多维的发展。1992 年,Oke 提出城市冠层概念后,目前有些已经耦合到了中尺度数值模式中。中尺度气象模式最适合于空间分辨率几到几十公里的系统,无法模拟城市内部局地小气候。而现有 FLUENT、ENVI - MET、PHOENICS 等软件,无法模拟大范围的城市尺度。

近年来,随着元胞自动机(CA)与人工智能的发展,对城市热岛效应进行预测的相关研究也逐渐增加。国内外学者们基于元胞自动机—马尔科夫链(CA-Markov)模型,构建多种新模型,对不同城市研究区的热环境进行了一系列的预测模拟研究。冯晓刚、贡璐等学者进行了有意义的尝试。黄焕春采用 CA 思想,开发了城市热岛预测预警信息系统,模拟不同开发强度的大气热岛,但缺乏智能优化算法和模型。陈光在元胞自动机—马尔科夫链(CA-Markov)模型基础上,建立可预测模拟广州城市扩张过程的模型,模拟了广州城市沿南北、东西方向以高、中、低密度扩张后的 6 种城市理想扩张情景和每种情景下热环境分布格局,并提出不同情景下基于热环境优化的城市空间发展策略。郭其伟结合该模型构造了 UHI-CA-Markov 模型,用以模拟预测城市热环境,并以西安市为研究区,模拟了其未来热环境发展趋势。I. A. Balogun 将元胞自动机—马尔科夫链(CA-Markov)模型结合逐步多元回归模型,定量分析了尼日利亚的阿库尔(Akure)市过去(1986 年、2000 年和 2014 年)及未来(2028 年和 2042 年)城市土地覆被变化在地表温度(LST)作用下发生的变化,并论证了综合统计方法与遥感技术,预测未来城市热环境的可能性。Dechao Chen 针对重庆市归一、分类了三个时期的城市地表温度,将 2005 年到 2010 年重庆的城市热环境作为初始数据,构建了马尔科夫模型;再以元胞自动机(CA)模型分析得到 2005 年和 2010 年重庆市土地利用与热环境之间的关系。李雪基于 CA 模型、Markov 模型和 Logistic 回归分析模型构建了 Logistic-CA-Markov 模型,预测并获得了 2022 年热环境生态安全等级空间分布图,并对该年份的城市热环境生态安全格局进行了分析。

2.2.3　城市热环境与公共健康研究进展

城市气候是城市集聚效应导致的特殊局地小气候,由于全球气候变化叠加导致城市热岛危害不断放大。随着世界城市化不断加快,热岛强度和面积迅速扩大,导致了城市夏季高温不断上升,高温热浪的强度、频率和范围增强。热浪和热岛的叠加使人体暴露在持续升高的环境温度下,严重危害了城市居民的生理及心理健康,由此导致一系列情绪健康疾病的增加,广泛地涉及儿童、青年和老年人群。夏季城市热环境是导致情绪健康危害的重要因素。温度以缓慢积累的方式对攻击行为产生长远影响,温度越高,攻击行为越多,研究表明前 1、2 或 3 年中平均温度每升高 1 ℃,攻击行为分别增加 23%、35%、41%。随着温度的升高,普通人群的心烦、敌意、易怒、紧张等不同负向情绪因子的影响呈现阶段性变化,且具有不同的阈值温度。

高温热浪与身体健康之间的联系已经被广泛研究,但高温热浪与心理健康研究受到较少关注。已有的研究大多数集中于自杀和心理疾病,并指出热浪与自杀增加、心理健康疾病人群的入院和急症风险增加具有显著相关性。夏季环境温度对精神障碍患者住院天数具有明显的影响,存在 24.6 ℃、33.1 ℃两个明显阈值温度。大多研究都表明高温热浪会影响人体的心理健康,但集中于关注高温热浪对精神疾病的影响,较少关注普通人群的情绪健康。由于中老年群体的生理、运动、免疫等生理机能明显下降,导致其对自然环境的敏感性和适应性很大程度地减弱,因此,中老年人健康受影响最为显著。

极端高温会对情绪健康产生显著的危害,通过生理的热敏感机能作用,导致睡眠障碍、疲劳和热应激,从而可能会引发焦虑、疲劳、情绪不适、精神状态改变、情绪健康降低、攻击性增加。在夏季,大约有 16% 的人都会患有"夏季情感障碍",具体表现为产生消极情绪和行为表现异常等。环境温度超过 21 ℃,正向情绪(如高兴、快乐)会减少,负向情绪(如压力、愤怒)会增加;超过 32 ℃,负向情绪会显著增加;超过 35 ℃,情感障碍发生明显增多。较高的温度,通过情绪会影响社会互动、连通性、社交网络,进而影响职业行为的绩效表现,导致一系列间接负面影响,如交通事故、暴力犯罪数量的增加。

相关研究显示,随着每个月平均气温 1 ℃ 的增加,美国各州和墨西哥各市的自杀率的平均增幅达到了 0.7%、2.1%。夏季温度每升高 10 ℉(约 5.6 ℃)时,疾病、自伤/自杀和故意伤害/杀人的急诊就诊风险增加了 4.8%、5.8% 和 7.9%。临床研究发现,精神病院入院率会随季节变化,环境温度与精神分裂症的住院率存在显著的关系。城市热环境增加了夏季高温暴露水平,尤其是对最高和平均气温的增强,导致居民精神健康受到严重影响。5 年内气温增加 1 ℃ 会导致精神健康问题的患病率增加 2%。城市热环境导致的情绪健康危害,影响 90% 的户外活动与社会交往,表现出社区尺度层面的特征,这可能与城市微气候中局部气候小区的空间特征相关。

不同群体特征对室外环境需求存在差异,因此为了探讨温度对情绪健康的影响是否在不同的群体之间有所不同,相关学者针对性别、年龄、受教育水平、活动类型等进行了相关研究。Noelke 在研究中表明,年龄和受教育程度在温度对幸福度的影响中是显著的调节变量,暂未发现性别是调节变量的证据。与男性相比,女性的幸福感水平低 11% 的标准差;拥有学士以上学位的人的幸福感水平比拥有高中学历的人高出 7%。温度对 18～45 岁人群的影响很小,无法达到常规水平的统计学意义,而对 46 岁以上的人群有较大影响,非常低的温度会增强幸福感,而中热和非常热的日子会产生更大的负面影响。教育也是一个重要的调节因素。受教育程度较低的人对温度变化更敏感,在高(低)温度下幸福感的下降(增加)幅度更大。对于高中以上学历的人来说,热效应没有达到统计学意义。

当前,高温与心理健康危害的研究非常有限,已有的研究成果多是基于西方国家的社会经济、文化背景、城市空间建设。早在 20 世纪 90 年代,英国就采用"Crichton 的风险三角"评估方法评估热风险。由于我国独特的文化背景和高密度城市空间结构,不一定适用西方国家的暴露—响应关系模型,需要进行参数和模型的校验,更需要符合国情的开创性研究成果。

2.2.4 城市绿地降低城市热岛效应研究进展

目前,对城市绿地降低城市热岛效应的研究主要集中在两个方向:绿地对城市热岛效应降低作用的量化分析研究和在城市规划中可降低城市热岛效应的绿地规划措施研究。前者为提出具备可实践的绿地规划设计措施提供理论依据;后者则侧重应用。国内对该领域的研究起步较晚,因此该领域研究仍较多地集中在对既有绿地与城市热岛效应关系的分析上。

(1) 绿地降低城市热岛效应的量化分析

城市绿地降低城市热岛效应的定量研究,为模拟和改善城市热岛效应提供了前提基础,国内外进行了许多的定量分析,国外研究起步较早。城市热岛效应是一种等级尺度结构的空间现象,因此对绿地降低城市热岛效应的研究也形成了微观和宏观两类主要研究方向。

目前对微观领域的绿地降温研究较多,主要集中在树种、种植组团的植被结构、二维平面参数、绿量、平均每公顷绿地每天吸热量。如何利用微观领域的研究成果,进行城市绿地的宏观降温布局,目前尚缺乏有效的三维定量关系模型。

宏观大尺度的城市热岛效应研究多采用遥感手段,研究显示城市热岛效应与城市空间格局、规模参数、用地比例、功能分区、局地影响等密切相关。宏观尺度治理城市热岛效应需要更大范围,一般城市热岛效应最小影响区域为城区面积的 150%。合理构建绿地系统的布局,利用绿地与非绿地间的大气环流,可增强城市绿地缓解城市热岛效应功能。但目前,三维的绿地降温的关键因子作用机理不明确,对降温效率问题也较少关注。黄焕春、运迎霞等发现微观绿地降温敏感尺度半径为 15 m,但其并未对较大宏观尺度进行深入研究。

传统的相关分析和回归分析,在客观、充分地描述城市热岛效应驱动机制上有较大的局限性,在一定程度上阻碍了城市热岛效应研究的发展。因此需要建立新的空间模型描述城市热岛效应空间分布和绿地降温的空间变化,为进一步的城市热岛效应模拟分析奠定基础。同时,需考虑绿地降温适应城市空间结构与功能的演化需求。

（2）绿地降低城市热岛效应机能在城市规划中的应用

绿地降低城市热岛效应的规划应用，严重依赖于两个方面：一是相关的规划模式或理论；二是强有力的智能模拟分析工具。不同纬度、国家、区域的城市热岛效应存在较大差别，西方取得了较多本土化的研究成果，已融入具体的城市规划建设中，在德国已有专项规划。目前，他们正利用航拍、卫星遥感技术，研究如何减小城市热岛效应对经济、生活和人们身心健康的危害。

我国城市与园林规划对城市热岛效应的研究相对较少，一方面基础性研究相对不足，另一方面定性研究远多于定量研究，缺乏具有操作性的降低城市热岛效应空间布局参数。与本项目相关的研究主要有：李延明研究了北京市区域绿化量与热岛强度的关系；严平研究了合肥绿地的降温效果与树木的种类及季节关联性；胡永红、秦俊提出了对居住区的热岛效应如何进行改善；朱岳梅、叶祖达对北京某生态城规划项目的方案进行了城市热气候影响评价；黄初冬研究了杭州市城市热岛效应与城市用地的功能布局的关系；詹庆明研究了福州市的通风廊道与规划指引；张雅妮将广州白云新城作为研究区，尝试提出旨在改善山前地区风热环境的城市设计方法；刘晓冉运用海绵城市规划模拟了重庆市悦来新城地表温度的降低情况；蔡菊珍分别研究了绍兴市越城区近 10 年内的风环境和自20 世纪 90 年代以来的热环境情况，并提出了通风廊道的初步规划方案。黄焕春提出了核容积率、核建筑密度、核硬面率的概念，以天津为基础分析了尺度敏感性和关键布局参数等。

当前，学者们开始更加注重梳理城市热环境与人体身心健康状态之间的关系，以此为城市规划、改造和绿地系统的设计建设提供科学的依据。其中，黄焕春、杨海林以 MATLAB 矩阵分析、ArcGIS 空间分析、遥感反演、地物提取为研究方法，研究了天津的热环境和居民情绪的关系，并基于居民精神卫生原理提出了天津市城市绿地系统的改进方案。

2.2.5　绿地系统改善热岛与公共健康研究

（1）绿地系统的情绪健康效应研究

城市绿地系统是由城市中多种类别的绿地共同组成的具有一定的城市生态服务功能的集合，包括非人工、半人工和人工的植被。城市绿地是城市景观规划的重要构成部分，也是削减热岛情绪健康危害的重要空间载体。虽然情绪健康调节治疗方案选择较多（从保健到专科设施），但环境因素对情绪健康的重要性已经开始受到关注，尤其是以绿地系统为代表的自然环境的疗愈功能具有更好的发展前景。城市绿地作为高密度城市中具有公共开放性的绿色生态环境,能够有效缓和心理压力与焦躁,调节自我认知和负向情绪,进而改善城市居民的心理健康状态。

绿地可以减少人体肾上腺髓质激素的分泌,使心跳呼吸保持匀速,预防交感神经系统过于兴奋,减少精神压力,从而产生不同的心理感受和耐力持久度,且不同面积和质量的绿化产生的效果不同。城市绿地的数量与心理健康呈正相关关系。绿地发挥情绪健康效应主要有两个方面:一是绿地本身的健康效应,通过缓解城市热环境,发挥健康服务价值;二是绿地可加强人们与绿色空间的联系,从而长期有效地改善心理健康。

植物能够对细菌的蔓延生长起到抑制作用,并能够灭杀致病菌,减少悬浮在大气中的病原微生物,其光合作用产生的有机物,使空气中的氧含量不断上升,维持生物圈中的碳氧平衡,达到空气环境质量标准。植物的精气可以使人体神经系统更加敏锐,且表现更加兴奋,能够缓解体力疲劳,舒缓紧张的情绪;同时起到醒脑提神的作用,人体能保持适当的紧张感,注意力更加集中,实现高效工作。绿色空间对心理健康有益,其观赏、游憩休闲功能可用于调节情绪,有效抑制愤怒、抑郁等负面情绪,并促进快乐、愉悦等正面情绪,减轻抑郁、压力、焦虑以及改善认知和运动功能等。而且,正向情绪的表达与公园的使用频率呈正相关性。绿地通过呼吸、积累、吸附、分解等各种生物过程有效降低空气中的污染物,通过气候调节、环境净化、灾害防治等改善城市环境,减轻环境污染的负面影响,从而间接改善心理健康。

植物的绿色能够对大脑产生最适宜的刺激,可以使疲倦的大脑得到放松,可以有效缓解神经紧张状态。进行植物观赏活动有利于心理压力的缓和、增加忍耐力,削弱焦虑、降低攻击性,生活在相对拥挤环境中的居民比生活在周围有绿化环境中的居民更加易怒。增加接触绿地空间的机会,有助于减少暴力情绪、降低心理痛苦,对解决心理健康有一定的帮助。研究表明,在居住空间半径为1 km 的范围内存在公园,且接触绿地较频繁的城市居民,其抑郁、焦虑等疾病的发病率明显低于离公园更远地区的居民。同时进行园艺活动,可以提高人体各项机能、增加个体交往和群体交往,更能促进自立自强意识和自主性的表现、树立乐观心态等,使人情绪整体放松,是促进心理健康的重要影响因素之一。

现有的公园绿地体现了健康服务价值,绿色空间逐渐成为保障居民健康的关键,其健康服务价值受到更多的关注和重视。通过增加绿色开放空间,合理安排其面积、形态、结构布局,不仅有助于应对空气污染和气候变化,更有利于缓解情绪健康。研究发现,绿色空间的平均斑块面积、边缘密度、聚集指数、连接度越大,精神分裂症发病率越低,且对个体自我知觉心理健康的影响一般是 300 m 范围内。但如何明确情绪健康与绿地系统的尺度、结构、分布、质量的关系,则需要高分辨率的数据进行研究梳理。

(2) 绿地系统规划布局改善公共健康研究进展

城市绿地系统规划是对一定时期内城市各种绿地(综合公园、社区公园、专类公园、游园等)及重要的生态景观区域的布局和结构形态进行定性、定位、定量的安排和管理,确保城市绿色空间资源的有效配置,形成空间结构合理的绿地生态系统。绿地系统规划为实现城市绿地的景观、生态、防灾、游憩和经济等功能提供依据,以实现城市健康微气候及良好的生态环境、优化人居环境、建设健康城市的目标。

1856 年,奥姆斯特德主导规划设计建造了纽约中央公园,并在 1876 年规划了波士顿公园体系,为绿地系统规划奠定了基础。后来为控制城市无序扩张、环境污染、绿地空间减少等问题,霍华德、恩温、沙里宁等人依次提出"田园城市""卫星城市""有机疏散"等规划理论,即在城市建成区内设置中心绿地、环状绿带、放射状道路绿地,城市外围以大片永久性农田或绿带隔离,改善城市集中式布局,疏散城市人口及城市工业,建设城乡结合、生态环境良好的新型城市,这些理论被认为是现代城市绿地规划的奠基石。此后各国相继开展绿地系统规划,如伦敦市规划建设的"环形绿带布局模式"、莫斯科的"环-楔形绿地系统模式"、丹麦和华盛顿的"楔形绿地发展建设模式"、俄罗斯的"森林公园带"等,使现代绿地系统规划理论与实践得到较大的发展。

我国从 20 世纪 50 年代开始学习前苏联的绿地规划,改革开放后尝试结合生态学理论,探索绿地布局方式和原则。20 世纪末,结合多学科交叉应用研究及西方国家规划理论,基于园林城市、生态城市、人居环境科学等理论,诸多城市开展城市绿地系统规划实践。1993 年北京市提出建设绿化隔离的规划方案。1996 年,天津市提出"城市生态圈",主要是围绕中心城区外围规划建设三条隔离绿带,沿高速公路、快速路、河流两侧设置绿色廊道。天津市在 2005 年首次提出市域绿地系统规划,在新规划的城区之间建设大面积的森林康养公园、郊野生态公园、生态休闲农业和滨海休闲景观带等,在市内六区和滨海新区两个核心区域之间规划建设三条绿色生态隔离带,构建城乡一体化的复合型绿地系统。与此同时,上海环城绿带、珠三角绿道规划相继提出,我国绿地系统规划进入加速阶段。

　　近年来,城市绿地系统研究获得了较大的进展。城市绿地系统布局与优化方法由传统的定性分析转为以景观格局动态模型和利用智能算法与复杂数学模型相结合进行空间优化的定量分析,由单一的数量优化或空间优化转为景观格局的综合优化,从而有利于结合区域全局空间目标和整体概况,实现空间优化配置。目前用于城市绿地格局预测与模拟研究的模型主要有 Markov 模型、Dyna-CLUE 集成模型、未来土地利用模拟(FLUS)模型、AIS-MOLA 模型等。通过明确人类活动影响下的土地利用类型的演变机制,分析不同情境下未来城市景观动态变化,对优化调控城市绿地和生态环境具有重要的实践意义。

　　我国不同城市的绿地系统建设需要结合城市自身的地理环境、规模、地形地貌、发展概况以及城市外部自然条件和气象条件,在以往的"点、线、面"布局结构基础之上,充分发挥绿地的生态效益、景观效益和人文效益,同时考虑城市居民的休闲、游憩、观赏、娱乐等需求,多种不同的绿地系统布局模式随之被应用到实践研究中,主要有以下几种模式:①将"山、农、水利"等自然风光以楔形绿地的形式渗入市区,并与城郊大面积生态林区相连接,构造以"环、廊、楔、林、园"为基底、片区林相结合的环网放射型布局结构;②利用"山、城、田、湖、江"的生态环境基础,与次生物廊道和绿色斑块相结合,构建围绕市区的环楔状绿地布局模式;③利用"山、海、城、田"的生态自然基底,构建休闲游憩环道和纵横交叉的生态绿色廊道,通过河流、水系形成生态蓝色廊道,并与城市公园绿地、市政基础设施廊道、防护林带等相结合构建复合型网络状绿地系统;④在市域和城市两个层面上,通过体现绿地的生态服务功能、景观功能和休闲游憩功能,构筑具有休闲、游憩、生态等多层次、多类型、多形态、多功能的绿地系统布局结构。

2.3　当前面临问题和未来研究方向

2.3.1　存在问题

　　当前,全球范围内对城市热岛效应的研究均已上升到国家科技战略层面。1997 年,美国环境保护署和航空航天局共同发起了"Urban Heat Island Pilot Project"计划;随后,加拿大、西欧、日本也积极开展了夏季城市热岛效应治理研究工作。我国《国家中长期科学和技术发展纲要(2006—2020)》,也将城市热岛效应及调控研究列为重点。近年来,国内外学者均加强了对城市热岛效应的关注并取得了较丰富的研究成果,但目前对该领域的研究仍面临较多的问题。

① 运用站点观测法采集温度场数据存在较大的局限性。其中,采用固定气象站点观测法采集的温度场数据难以反映大尺度空间内的温度场变化,采用流动站点观测法获取的温度场数据,会因一段时间内温度场出现不确定性变化而在数据同步性方面存在较大问题。

② 在城市绿地缓解城市热岛效应机制领域的研究中,已对微观的绿地组成要素的降温效果建立了量化模型,但尚未以相关结论数据建立绿地组成要素的量化指标与可在宏观层面对城市温度场进行调节的城市绿地布局之间有效的三维定量关系模型。此外,目前对三维绿地降温关键因素作用机理不明确,研究者也较少关注三维绿地的降温效率。

③ 在城市热岛效应形成机制领域的研究中,由于尚未建立可以描述城市热岛空间分布和绿地降温空间变化的模型,而仍然沿用传统的相关分析和回归分析的研究方法,导致目前不能完全客观、充分地描述城市热岛效应驱动机制。

④ 由于基础性研究相对不足,目前国内关于城市与园林规划对城市热岛效应作用的研究相对较少。此外,目前该领域内研究偏向于定性研究,缺少对定量研究的关注,从而缺乏具有操作性的降低城市热岛效应空间布局参数。

⑤ 目前关于城市热岛研究已有较多的理论和实践文献,但未深入研究分析其对城市居民公共健康的影响。现有研究少量集中于城市热岛对人体舒适度、呼吸系统疾病、心血管疾病等的时空格局影响。

⑥ 国内外对城市绿地缓解城市热岛效应的机制开展了较多的定量研究,主要是通过不同类型的单个点状城市公园绿地的降温效应以及根据土地利用现状建立城市通风廊道,缺乏从城市绿地系统的健康效应角度出发,基于人体情绪健康,优化改善城市绿地系统布局的城市微气候研究。

2.3.2　研究趋势

根据我国城市化的阶段和面临的城市问题,综合国内外城市绿地降低城市热岛效应的研究趋势,今后研究将会集中在:

① 开展城乡规划、风景园林、地理学等为主的多学科基础应用交叉研究,逐渐进行跨地区、跨单位的联合研究,增加研究成果的普适性与推广性;

② 研究方法论需要运用现代地理数学和地理设计(Geodesign),模拟将突出实时、智能、空间优化等新学科特点;

③ 数据需要高时空分辨率的多源三维融合,在对现有遥感技术改进的基础上,强调大数据、数据挖掘、地理空间模拟、人工智能等高效的数据分析方法;

④ 在对进一步绿地降低城市热岛效应的机制研究的基础上,加强降低城市热岛效应绿地的结构、功能的基础量化与规划应用研究。特别是三维空间机制与关键参数,注重空间优化的关键时间和节点,并在方案规划中更加注重城市空间优化全过程中的对城市热岛效应的影响情况;

⑤ 需进一步加强对城市热岛效应对城市组成要素和城市人口状态影响的认识,为缓解城市热岛效应负面影响提供更多的解决思路;

⑥ 采用新的模型与方法,借鉴国际健康风险评估的经典方法,强调大数据、高时空分辨率、地理空间模拟等先进方法的应用;

⑦ 重视降低高温健康危害的绿地结构、功能的时空三维格局分析及规划应用研究,特别是注重关键参数、空间优化的关键时间和节点。

第 3 章
研究方法与理论

3.1 基本统计分析方法

3.1.1 相关分析

（1）简单相关分析

简单相关分析是对两个变量（一个自变量和一个因变量）间的相关关系的分析方法。相关关系是变量数值间的一种不确定的相互依存关系，即虽然变量之间存在着某种程度的依存关系，但却不能由一个变量的变化精确地推断出另一个变量发生多大变化，像这种非确定性的关系，就是相关关系。主要分析方法为绘制相关图、计算相关系数、检验相关系数等。

（2）偏相关分析

相关分析是通过计算两个因子的相关系数 R（Correlation coefficient），来判断相关的程度。偏相关分析相较于相关分析，是针对多个因子之间的相互影响关系而做出的更细致的研究。两个因子相关可能会被认为是受到其他因子的干扰而导致产生相关的虚假表面现象。为了确定两者的真正相关关系，需要对这些因子都进行偏相关分析，用来分析多个要素之间的相互作用。

3.1.2 Mann-Whitney U 检验

Mann-Whitney U 是检验两独立样本是否存在差异的一种非参数检验方法。设两个样本 $X_1, X_2, X_3, \cdots, X_m$ 和 $Y_1, Y_2, Y_3, \cdots, Y_n$ 分别来自总体的 X 和 Y，将其观察值 $x_1, x_2, x_3, \cdots, x_m$ 和 $y_1, y_2, y_3, \cdots, y_n$ 按照升序排列，如果两样本均值相等，则观察值 $x_1, x_2, x_3, \cdots, x_m$ 中大于观察值 $y_1, y_2, y_3, \cdots,$

y_n 的数量与观察值 $y_1, y_2, y_3, \cdots, y_n$ 中大于观察值 $x_1, x_2, x_3, \cdots, x_m$ 的数量应差不多相等。其原假设 H_0 为:总体 X 和 Y 的均值相等。

按升序对 $X_1, X_2, X_3, \cdots, X_m$ 和 $Y_1, Y_2, Y_3, \cdots, Y_n$ 进行排序,求各个数据的秩。再分别求和样本 $X_1, X_2, X_3, \cdots, X_m$ 和 $Y_1, Y_2, Y_3, \cdots, Y_n$ 各个观察值的秩,为 W_x 和 W_y,平均秩为 $\dfrac{W_x}{m}$ 和 $\dfrac{W_y}{n}$。如果原假设成立,$\dfrac{W_x}{m}$ 和 $\dfrac{W_y}{n}$ 相差应比较小。

令 W_{xy} 为 X 中观察值大于 Y 中观察值的个数,W_{yx} 为 Y 中观察值大于 X 中观察值的个数。W_{xy} 和 W_{yx} 满足以下关系

$$W_{xy} = W_x - \frac{1}{2} m(m+1)$$

$$W_{yx} = W_y - \frac{1}{2} n(n+1)$$

$$W_{yx} + W_{xy} = mn$$

当原假设成立时,只需考虑 $E(W_{xy}) = E(W_{yx}) = \dfrac{mn}{2}$,只需要考虑 W_{xy} 和 W_{yx} 的较小值是否太小,就可以判断原假设是否成立,构造统计量 $U = \min(W_{xy}, W_{yx})$。

当 m 和 n 都小于等于 10 的时候,给定显著性水平 α,可以通过 Mann-Whitney U 检验得到统计量 U 的下界,从而确定否定域。

当 m 和 n 至少有一个大于 10 的时候,在原假设成立的条件下,构造检验统计量 Z,$Z \sim N(0,1)$,为:

$$Z = \frac{U - \frac{1}{2} mn}{\sqrt{\frac{1}{2} mn(m+n+1)}}$$

当有同分秩存在时,校改统计量 Z,设 τ_i 为混合样本第 i 个同分秩的长度,g 为全部同分秩序列的数量,则校改后的统计量 Z 为

$$Z = \frac{U - \frac{1}{2} mn}{\sqrt{\frac{1}{2} mn(m+n+1) - \frac{mn \sum\limits_{g} (\tau_i^3 - \tau_i)}{12(m+n)(m+n-1)}}}$$

计算检验 Z 的值和对应的概率 p 值,如果 p 小于显著性水平 α,应该拒绝原假设,认为总体 X 和 Y 的均值不相等;如果 p 大于 α,则不拒绝原假设,可以认为总体 X 和 Y 的均值相等。

3.1.3　Kruskal-Wallis 检验

与 Mann-Whitney U 相比较,Kruskal-Wallis 检验的对象是多个独立总体样本。将来自多个独立总体的样本在指标 p 上的观察值混合放在一起,并以从小到大的顺序排列,获得所有观察值的秩,并计算秩的平均值。如果各组样本与混合样本的平均秩几乎一致,则认为其分布没有明显区分;反之,其分布存在明显区分。

设 3 组样本 $X_1, X_2, X_3, \cdots, X_{n1}$、$Y_1, Y_2, Y_3, \cdots, Y_{n2}$ 和 $Z_1, Z_2, Z_3, \cdots, Z_{n3}$ 和分别来自独立的总体 X、Y 和 Z,Kruskal-Wallis 检验的原假设 H_0:总体 X、Y 和 Z 在指定指标 p 上的分布相等。

首先将 3 组样本混合,按照指标 p 的观察值进行从小到大的顺序排列,计算每个观察值的秩。所有观察值的数量为 $N = \sum_{i=1}^{3} n_i$,n_i 为第 i 组样本观察值的数量。然后对混合样本所有观察值的秩求平均数,$\bar{R} = \dfrac{N+1}{2}$ 为总平均秩,分别求 $X_1, X_2, X_3, \cdots, X_{n1}$、$Y_1, Y_2, Y_3, \cdots, Y_{n2}$ 和 $Z_1, Z_2, Z_3, \cdots, Z_{n3}$ 的平均秩 $\bar{R}_1$、$\bar{R}_2$、$\bar{R}_3$。设样本组数为 k,则 $K-W$ 检验统计量为

$$K-W = \frac{12}{N(N+1)} \sum_{i=1}^{k} n_i (\bar{R}_i - \bar{R})$$

在原假设成立时,$K-W$ 统计量服从自由度为 $k-1$ 的卡方分布。当有同分秩存在时,需要修正 $K-W$ 统计量,设 τ_i 是第 i 个同分秩序列的长度,g 为全部同分秩的数量,$K-W$ 统计量修正为:

$$K-W = \frac{\dfrac{12}{N(N+1)} \sum_{i=1}^{k} n_i (\bar{R}_i - \bar{R})}{1 - \dfrac{\sum_{g} (\tau_i^3 - \tau_i)}{N^3 - N}}$$

自动计算检验 $K-W$ 统计量,并求出相应的 p,如果 p 小于 α,应该拒绝原假设,认为 3 个总体在指定指标 p 上分布不相等;如果 p 大于 α,则保留原假设,

认为 3 个总体在指定指标 p 上分布相等。

3.2 人工智能方法

3.2.1 竞争神经网络分类方法

竞争神经网络分类方法，是一种应用广泛的无导师神经网络，在学习过程中不需要知道期望的输出，需要通过仔细查看、判别与对比，揭露样本中存在的根本特征，从而精确分类和判别具有相似特征的样本。而高温环境对人的情绪健康影响，目前处于无法或者很难获得期望的输出的研究阶段，因此只能采用无导师神经网络方法进行研究。

心烦、易怒、敌意、紧张等情绪因子，受个体所处社会、生态与物理环境的影响，不同的人在负向情绪组成方面会对温度环境的应激反应产生不同的类型组合。针对这一现象，在不设定任何前提条件下，采用无导师学习神经网络模型，KLR 权值的学习速率设置为 0.01，CLR 阈值的学习速率设置为 0.001，采用随机权重规则对样本数据进行 500 次的聚类分析，如图 3-2-1 所示。

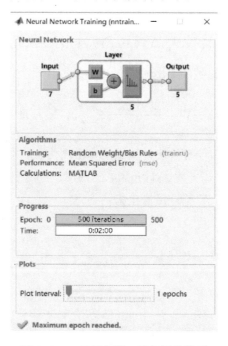

图 3-2-1 无导师学习神经网络模型

竞争神经网络分类计算方法分为网络初始化、计算获胜神经元、权值和阈值更新、迭代结束判断四个过程。

（1）网络初始化

设输入层、竞争层分别由 R、S^1 个神经元组成。设训练样本的输入矩阵为

$$\boldsymbol{P} = \begin{bmatrix} P_{11} & P_{12} & \cdots & P_{1Q} \\ P_{21} & P_{11} & \cdots & P_{2Q} \\ P_{R1} & P_{R2} & \cdots & P_{RQ} \end{bmatrix}_{RQ}$$

其中，Q 为训练样本的数量，P_{ij} 为第 j 个训练样本的第 i 个输入变量，并记 $\boldsymbol{P}_i = [P_{i1}, \quad P_{i2}, \quad \cdots, \quad P_{iQ}]$，$i = 1, 2, \cdots, R$。

则网络的初始连接权值为

$$IW^{1,1} = [w_1, w_2, \cdots, w_R]_{R \times S^1}$$

其中，

$$w_i = \left[\frac{\min(P_1) + \max(P_1)}{2} \quad \frac{\min(P_2) + \max(P_2)}{2}, \cdots, \frac{\min(P_i) + \max(P_i)}{2} \right]_{S^1 \times 1}$$

网络的初始阈值为

$$b^1 = \left[e^{1 - \log\left(\frac{1}{S^1}\right)}, e^{1 - \log\left(\frac{1}{S^1}\right)}, \cdots, e^{1 - \log\left(\frac{1}{S^1}\right)} \right]_{S^1 \times 1}$$

同时，在学习之前需初始化相关参数。设权值的学习速率为 α，阈值的学习速率为 β，最大迭代次数为 T，迭代次数初始值 $N = 1$。

（2）计算获胜神经元

随机选取一个训练样本 p，根据

$$n_i^1 = -\sqrt{\sum_{j=1}^{R} (p^j - IW_{ij}^{1,1})} + b_i^1, \ i = 1, 2, \cdots, S^1$$

其中，n_i^1 表示竞争层第 i 个神经元的输出；p^j 表示 p 第 j 个输入变量的值；$IW_{ij}^{1,1}$ 表示竞争层第 i 个神经元与输入层第 j 个神经元的连接权值；b_i^1 表示竞争层第 i 个神经元的阈值。

设竞争层第 k 个神经元为获胜神经元，则应符合

$$n_k^1 = \max(n_i^1) \ i = 1, 2, \cdots, S^1, k \in [1, S^1]$$

的要求。

(3) 权值、阈值更新

获胜神经元 k 对应的权值和阈值分别按照下式进行修正：

$$IW_k^{1,1} = IW_k^{1,1} + a(p - IW_k^{1,1})$$

$$b^1 = \mathrm{e}^{1-\log\,[(1-\beta)\mathrm{e}^1-\log(b^1)+\beta\times a^1]}$$

其中，$IW_k^{1,1}$ 为 $IW^{1,1}$ 的第 k 行，即表示与获胜神经元 k 对应的权值；a^1 为竞争层神经元的输出，即

$$a^1 = [a_1^1, a_2^1, \cdots, a_{S^1}^1]\,, a_i^1 = \begin{cases} 1, i = k \\ 0, i \neq k \end{cases}, i = 1, 2, \cdots, S^1$$

(4) 迭代结束判断

若样本没有学习完，则再另外随机抽取一个样本，返回步骤(2)。若 $N < T$，令 $N = N + 1$，返回步骤(2)；否则，迭代结束。

3.2.2 空间格局优化模型

遗传算法(Genetic Algorithms，GA)于 1975 年由 John Holland 在自适应系统研究中提出，是一种使用比较频繁的全局最优化算法，目前较多学者使用此种方法开展土地利用规划的多目标空间优化配置的定量研究。它适合于涉及多方式的目标函数(Multimodal Objective Functions)的优化问题，有效地用于处理复杂的空间优化决策问题。遗传算法是根据 Darwin 的进化论提出的一种可以在计算机上实现的优化算法，有效避免使用复杂程序，可以通过进化原理中的自然选择自动寻找到最优方案。该方法无需采用复杂的数学表达式，只要根据目标函数的基本表达，通过智能的启发式搜寻，在很大的非线性搜索空间中可以有效地搜寻非常理想的答案，处理非常繁琐的多目标优化策略。整体的算法比较简易，当被运用到具体案例时，只需要对相应的适应度函数进行改正，无需变动整个算法。将 GA 和 GIS 相结合，可用于处理多资源环境方面的空间优化决策问题。利用 GIS 在解决选址问题时，同时加入多目标函数和约束性条件，以获取更真实的模拟效果，促使环境经济效益得到很大的提升。遗传算法具有基于流行算法和直接对结构进行操作的特点，能够高效解决非连续性及非线性问题，其全局寻优功能能得到最大的体现，不需要明确的规则就可以对搜索内容进行自动获取并可以同时进行优化，能自适应地调整寻优方向。这些特性使遗传算

法被广泛应用。

目前,有关土地利用空间布局多目标优化配置的研究大多数会选择遗传算法进行处理。在土地空间优化时,需要考虑土地的经济性、适用性,也需要考虑健康城市的生态效应,主要包括找到未来城市总体规划和交通规划建设的最优解、基于城市边界寻找土地利用分配最优解、实现特定地区内的多目标土地优化布置目标等研究。

本书采用多目标土地利用分配法(AIS-MOLA)对绿地土地利用进行优化。AIS-MOLA 旨在通过使用改进的人工免疫系统(AIS)解决多目标土地利用分配问题。在 AIS-MOLA 中,土地使用分配由带有 R 行和 C 列的二维网格表示,并且可以将 k 种不同的土地使用分配给每个单元(i,j)。因此,分配解决方案的空间模式可以用数学公式表示为二元决策变量 x_{ijk},如果第 k 个土地用途分配给单元,则为 1,否则为 0。以这种方式,解决方案被表示为维度二元决策向量:

$$X = \{x_{ijk}\}$$

在 AIS-MOLA 中,使用"最大化土地利用的适宜性"来定义绿地土地利用。设置为第 k 个土地用途的单元格的适应性,研究区域的总适应性为:

$$suit_{\text{total}} = \sum_{i=1}^{R} \sum_{j=1}^{C} \sum_{k=1}^{K} (suit_{ijk} x_{ijk})$$

将 L_{total} 设置为所有土地利用斑块的总周长。总周长越短,分配方案越紧凑。紧凑性目标定义如下:

$$f_{\text{comp}} = \frac{L_{\text{total}} - \sum_{k=q}^{k} \left(2\pi \sqrt{\frac{Q_k}{\pi}}\right)}{\sum_{k=1}^{k} (4Q_k) - \sum_{k=q}^{k} \left(2\pi \sqrt{\frac{Q_k}{\pi}}\right)}$$

由于每个土地使用量 Q_k 已知,因此可能的最小周长可以公式化为具有相同面积的圆的周长。f_{comp} 是土地利用的空间紧凑度。

该优化算法是在 AIS 概念框架的基础上设计的,并配备了三个改进的免疫算子,即:(1)开发了基于折中编程的启发式超突变,以提高效率。(2)引入了非主导的基于邻居的选择和比例克隆方法,以使免疫系统更加关注未开发的区域。(3)一种新颖的交叉运算符,用于保留连接的土地使用补丁,旨在产生更好的解决方案。AIS-MOLA 的主要过程如图 3-2-2 所示。

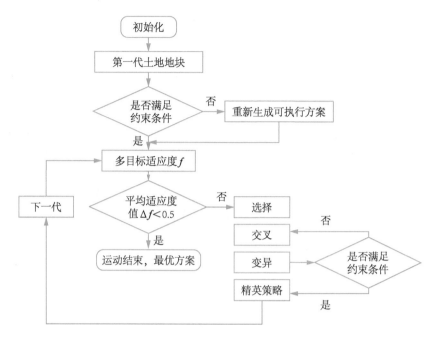

图 3-2-2　AIS-MOLA 算法流程图

3.3　景观格局分析方法

景观格局指大小和形态各异的景观构成要素在空间上的排列组合,涵盖景观空间斑块的类型、数目、物质、能量及空间分布与布局。不同类型的空间斑块呈随机型、聚集型或均匀型分布格局,体现景观异质性和不同尺度上的生态过程的结果,一定程度上影响着城市内部水文、气候、生物习性、物质循环及人类活动。

景观要素在空间上的分布是有规律的,形成各种各样的排列形式,称为景观要素构型(Configuration),从景观要素的空间分布关系上讲,最为明显的构型有五种,分别为均匀型分布格局、团聚式分布格局、线状分布格局、平行分布格局和特定组合或空间连接。

(1) 均匀型分布格局,是指某一特定类型的景观要素之间的距离相对一致。如中国北方农村,由于人均占有土地相对平均,形成的村落格局大多是均匀地分布于农田间,各村距离基本相等,是人为干扰活动所形成的斑块之中最为典型的均匀型分布格局。

（2）团聚式分布格局，是指同一类型的斑块聚集在一起，形成大面积分布。如许多亚热带农业地区，农田多聚集在村庄附近或道路一侧；在丘陵地区，农田往往成片分布，村庄集聚在较大的山谷内。

（3）线状分布格局，是指同一类型的斑块呈线形分布。如房屋沿公路零散分布或耕地沿河流分布的状况。

（4）平行分布格局，是指同类型的斑块平行分布。如侵蚀活跃地区的平行河流廊道，以及山地景观中沿山脊分布的森林带。

（5）特定组合或空间连接，是一种特殊的分布类型，不同的景观要素之间连接。比较常见的是城镇对交通的需求，出现城镇总是与道路相连接，呈正相关空间连接。另一种是负相关连接，如平原的稻田地区很少有大面积的林地出现，林地分布的山坡上也不会出现水田。

景观格局分析是一种用来研究景观结构组成特性和空间分布关系的方法。对景观格局进行分析可以确定产生和控制空间格局的因子及其作用机制，比较不同景观镶嵌体的特征和它们的变化，探讨空间格局的尺度性质，确定景观格局的功能过程的相互关系，以求为合理管理景观提供有价值的参考资料。景观格局分析方法主要包括景观指数法、景观模型模拟方法、空间统计法。如何定量地分析景观格局是景观生态学一个重要且具有挑战性的研究课题。

3.4　GIS 空间分析方法

空间分析（Spatial Analysis）利用计算机对数字地图进行分析，从而对空间信息进行获取和传输，这个功能是 GIS 的重要特征，也是评价 GIS 功能强弱的主要指标之一。有无空间分析功能，这也是 GIS 与其他系统相区别的标志之一。空间分析是基于地理对象的位置和形态特征的数据分析技术，是各类综合性地学分析模型的基础，为人们建立复杂的空间应用模型提供了基本工具。

空间分析的根本目的，在于通过对空间数据的深加工，获取新的地理信息。空间分析可基于空间数据的分析技术，以地球科学原理为依托，通过分析算法，从空间数据中获取有关地理对象的空间位置、空间分布、空间形态、空间构成、空间演变等信息。

空间分析可实现遥感数字影像、地理信息基础数据和空间化的社会经济统计数据等多源数据的集成，完成研究过程中各种空间要素的叠置、统计和分析，内涵极为丰富。这里将从缓冲区分析、叠加分析、空间分布分析和空间相关分析等几个方面对空间分析的基本方法逐一介绍。

3.4.1 缓冲区分析

空间缓冲区是地理空间实体的一种影响范围或服务范围，它围绕空间的点、线、面实体，自动建立其周围一定宽度范围内的多边形。在地球科学工作中，地学研究者常常要分析地震的破坏程度从震源扩散影响的范围，环境科学研究者需要分析沿道路噪声污染影响的范围，生态学研究者需要确定围绕湖泊的生态保护区的范围。这些应用都可以通过空间缓冲区分析来解决。

空间缓冲区分析是空间缓冲区可以采用矢量方式实现，也可以采用栅格方式实现。前者称为矢量缓冲区，后者称为栅格缓冲区。缓冲区的产生一般有三种情况：基于点特征的缓冲区、基于线特征的缓冲区和基于面特征的缓冲区。

（1）基于点特征的缓冲区是在点特征（如地震的震源，以及独立地物等）的周围以点为圆心、按照设定的距离为半径作的圆，相互靠近的圆可以相互重叠，以此表示点特征的影响范围或服务区域，如地震波及的范围和城市里的超市服务的区域，如图 3-4-1 所示。

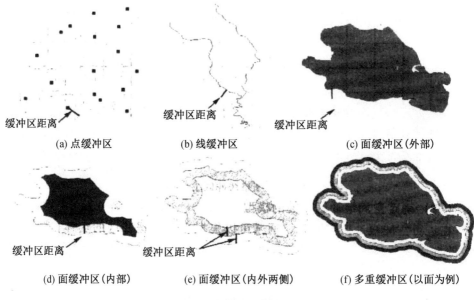

（a）点缓冲区 （b）线缓冲区 （c）面缓冲区（外部）

（d）面缓冲区（内部） （e）面缓冲区（内外两侧） （f）多重缓冲区（以面为例）

图 3-4-1 矢量空间缓冲区分析

（2）基于线特征的缓冲区是按缓冲距离在线的两侧作平行线，在线的端点处作半圆与平行线连接成封闭的区域。相互靠近的线的缓冲区可以相互重叠，如图 3-4-1 所示。

（3）基于面特征的缓冲区与线的缓冲区类似，可以在面的外部作缓冲区，也可以在面的内部作缓冲区，同样可以在内外都生成缓冲区，如图 3-4-1 所示。

空间缓冲区分析还可以根据给定的多个缓冲区距离生成多个嵌套的缓冲区多边形，称为多重缓冲区，如图 3-4-1 所示。多重缓冲区有利于空间分析中针对不同的距离采用不同的处理方法。同样，也可以对不同的空间实体根据需要分别采用不同距离生成缓冲区，通常将缓冲区的距离存储在空间实体的属性表的一个字段里，GIS 可以根据该字段的数值，决定建立缓冲区的大小，如图 3-4-2 所示。

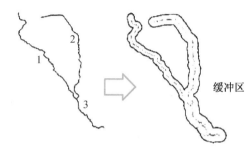

属性数据	
河流ID	缓冲区距离/km
1	2.0
2	3.0
3	4.0

图 3-4-2　不同空间实体建立不同距离

3.4.2　叠加分析

叠加分析是将两层或多层地图要素进行叠加产生一个新要素层的操作，其结果将原来要素通过分割或合并等生成新的要素，新要素综合了原来两层或多层要素所具有的属性。叠加分析不仅包含空间关系的比较，还包含属性关系的比较。

（1）基于矢量数据的叠加分析

① 点与多边形叠加

点与多边形叠加，实际上是计算多边形对点的包含关系。叠加的结果是为每点产生一个新的属性。通过叠加可以计算出每个多边形类型里有多少个点，以及这些点的属性信息。

② 线与多边形叠加

将线状地物层和多边形图层相叠，比较线坐标与多边形坐标的关系，以确定每条弧段落在哪个多边形内,多边形内的新弧段以及多边形其他信息。

③ 多边形叠加

这个过程是将两个或多个多边形图层进行叠加产生一个新多边形图层的操作,其结果将原来多边形要素分割成新要素,新要素综合了原来两层或多层的属性,一般有五种多边形叠加方式。

(a) Union:输出数据保留了两个输入的所有多边形。

(b) Intersect:输出数据为保留原来两个输入多边形的共同部分。

(c) Identity:输出数据为保留以其中一个输入多边形为控制边界之内的所有多边形。

(d) Erase:输出数据为保留以其中一个输入多边形为控制边界之外的所有多边形。

(e) Update:输出数据为一个经删除处理后的多边形与一个新特征多边形。

(2) 基于栅格数据的叠加分析

基于栅格数据叠加分析的特点是,参与叠加分析的空间数据为栅格数据结构。栅格数据的叠加算法可以有多个空间特征数据参与分析,而不像矢量叠加分析只能在两个空间特征数据之间进行。栅格叠加分析虽然数据占用存储量比较大,但是运算过程比较简单。

栅格叠加分析的条件是,要具备两个或多个相同地区的相同行列数的栅格数据,栅格单元的大小也相同。栅格叠加分析的结果是一个新生成的栅格数据,其中的每一个栅格的数值都是由参与计算的原栅格数据计算得到的,栅格叠加通过计算产生新的空间信息,如图3-4-3所示。

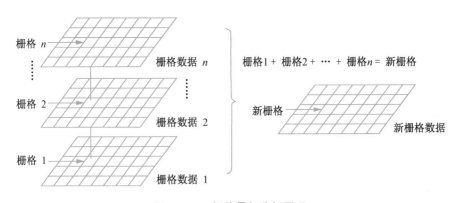

图 3-4-3 栅格叠加分析原理

3.4.3　空间分布

空间分布是从总体的、全局的角度来描述空间变量和空间物体的特性。在讨论空间分布问题时,应当区分分布对象和分布区域这两个概念。分布对象就是我们所研究的空间物体和对象,分布区域就是分布对象所占据的空间域、定义域。这里主要介绍 4 种功能:度量地理分布、密度分析、空间插值分析、空间格局分析。

(1) 度量地理分布

度量地理分布是对空间数据地理分布特征的测度分析,研究重心、紧凑度及主流方向。测度分析绝对值的意义有限,进行比较研究更具现实意义。例如,重心分析在规划中是一类典型应用,包括了重心变化情况、功能重心分析、不同研究范围的状况对比等,在数据允许的情况下,可以添加"开发强度""人口密度""设施规模"等权重信息,丰富重心研究内容。

(2) 密度分析

密度分析用以计算空间点/线数据在指定搜索半径内的集聚状况,将以点/线形式存在的空间数据定量化产生一个连续的密度表面。密度分析包括核密度、线密度和点密度三种形式,后两者属于简单密度。核密度与简单密度的区别是:核密度分析过程中,搜索区内的要素具有不同的权重,靠近搜索区域中心的要素具有较大的权重,随着与搜索中心的距离加大,要素的权重降低;而简单密度分析过程中,搜索区内的要素有同样的权重,与距搜索中心的距离无关。

密度指标涉及人口、社会、经济、河网水系、交通设施等不同方面。在统计数据背景下,密度分析侧重于提供一种空间插值的形式,从而将数据细化,使无值区域得到模拟数值;在数据精度得到极大改善的大数据背景下,密度分析可用于抽象出数据的整体空间结构。

(3) 空间插值分析

空间插值包括确定性插值、地统计插值及含障碍插值。一般能直接获取的空间数据通常是基于点或面的统计数据,或者是部分监测点的实测数据,数据的空间精度不足,因而不能与空间产生高精度全覆盖的对应关系,需要通过空间插值来进行模拟,以获得连续的数据面。研究中的区域经济、环境污染等各类指标均有进行空间插值的需求。

需要注意的是:各类样本数据应该选择适宜的插值方法,注意挖掘地统计中探索性空间数据分析的功能,辅助我们充分地认识待插值数据的空间特征,确认数据是否符合某种插值方法特定的前提假设;数据应尽量充分,已知样本越大,插值效果越理想,同时各种插值方法的结果越趋于一致;充分理解各项参数的意义,利用交叉验证、创建误差预测图等步骤调整完善插值设置,以获得较为准确的分析结果。

(4) 空间格局分析

空间格局分析关注的是,在点/线/面数据的分布中,某项属性值是否存在空间集聚的特征,该集聚特征与研究对象的空间位置紧密相关;若存在空间集聚,还需要研究空间集聚的类型。全局空间自相关用以判断是否存在空间聚集特性,局域空间自相关用以度量聚集空间单元相对于整体空间自相关而言,其空间自相关是否足够显著或影响足够大,若显著性大或影响程度大,该单元即是空间集聚地区,即空间热点区域。

3.4.4 空间统计分类分析

多变量统计分析主要用于数据分类和综合评价。数据分类方法是地理信息系统重要的组成部分。一般说地理信息系统存储的数据具有原始性质,用户可以根据不同的实用目的,进行提取和分析,特别是对于观测和取样数据,随着采用分类和内插方法的不同,得到的结果有很大的差异。因此,在大多数情况下,首先是将大量未经分类的数据输入信息系统数据库,然后要求用户建立具体的分类算法,以获得所需要的信息。

(1) 主成分分析

地理问题往往涉及大量相互关联的自然和社会要素,众多的要素常常给模型的构造带来很大困难,同时也增加了运算的复杂性。主成分分析是通过数理统计分析,将众多要素的信息压缩表达为若干具有代表性的加成变量,这就克服了变量选择时的冗余和相关,然后选择信息最丰富的少数因子进行各种聚类分析,构造应用模型。

(2) 层次分析法

层次分析(Analytic Hierarchy Process,AHP)法是系统分析的数学工具之一。在分析涉及大量相互关联、相互制约的复杂因素时,各因素对问题的分析有着不同程度的重要性,决定它们对目标重要性的序列,对建立模型十分重要。AHP方法把相互关联的要素按隶属关系分为若干层次,请有经验的专家对各层次各因素的相对重要性给出定量指标,利用数学方法,综合专家意见给出各层次各要素的相对重要性权值,作为综合分析的基础。

(3) 系统聚类分析

系统聚类是根据多种地学要素对地理实体进行划分类别的方法,对不同的要素划分类别往往反映不同目标的等级序列。系统聚类一般根据实体问题的相似程度,逐步加并若干类别,其相似程度由距离或者相似系数定义,主要有绝对值距离、欧氏距离、切比雪夫距离、马氏距离、兰氏距离等。

(4) 判别分析

判别分析与聚类分析同属分类问题,所不同的是,判别分析是预先根据理论与实践确定等级序列的因子标准,再将待分析的地理实体安排到序列的合理位置上。判别分析对于诸如水土流失评价、土地适宜性评价等有一定理论根据的分类系统定级问题比较适用。判别分析依其判别类型的多少与方法的不同,可分为两类判别、多类判别和逐步判别等。常用的判别分析有距离判别、Bayes 最小风险判别、费歇准则判别等。

3.5　遥感分析方法

3.5.1　监督分类和非监督分类

监督分类(Supervised Classification),又称训练场地法,其思想是:首先从需要研究的区域选取有代表性的训练场地作为样本,根据已知的样本求解特征参数,确定判别函数和相应的判别准则,依此来计算未知类别的样本观测值的函数值,再按照判别准则进行所属类别的判别。监督分类的主要步骤包括:首先,选择训练样本区,其中包括确定类别数,选择各类有代表的样本,并分析样本区的质量;其次,选择合适的分类算法;最后,对分类结果进行精度评估。根据判别函数和判别规则的不同,监督分类的方法有:最大似然法、最小距离分类法、平行六(多)面体法。

非监督分类(Unsupervised Classification),也称为聚类分析,是指在没有先验类别(训练场地)作为样本的条件下,凭遥感影像地物的光谱特征的分布规律进行"盲目"分类。它是按照灰度值向量或波谱样式在特征空间聚集的情况下划分点群或类别,再根据像元间的相似度进行归类。其分类结果仅能区分不同类别,而无法确定类别相关的属性。非监督分类的过程:首先选择若干个点作为聚类的中心,每一个中心代表一个类别,选择初始聚类中心;其次,按照最小距离原则将像元进行归类;再次,计算修改聚类中心,重复进行直到满足迭代条件;最后,输出分类结果。非监督分类的方法有 ISODATA 分类法和 K-均值分类法。

监督与非监督根本区别在于监督分类利用训练场地来获取先验类别,而非监督分类则无需更多的先验知识，直接根据地物的光谱统计特性进行分类，因此非监督分类方法简单。若两地物类型对应的光谱特征差异小，则监督分类效果更好，事实上，分类效果应以实际调查结果来检验。

3.5.2 分类后处理

分类后处理包括很多过程，都是些可选项，包括更改类别颜色、分类统计分析、小斑点处理（类后处理）、栅矢转换等操作。

(1) 更改类别颜色

可以在 Interactive Class Tool 面板中，选择 Option->Edit class colors/names 更改，也可以在 Display->Color Mapping->Class Color Mapping 更改。如图3-5-1 所示，直接可以在对应的类别中修改颜色；也可以根据一个显示的 RGB 影像来自动分配类别颜色，打开主菜单->Classification->Post Classification->Assign Class Colors。

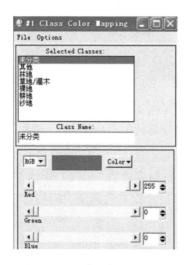

图 3-5-1 类别颜色的更改

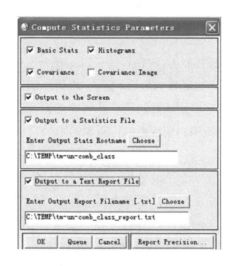

图 3-5-2 分类结果统计

(2) 分类统计分析

打开主菜单->Classification->Post Classification->Class Statistics，如图3-5-2 所示，包括基本统计如类别的像元数、最大最小值、平均值等，直方图，协方差等信息。

(3) 小斑点处理（类后处理）

运用遥感影像分类结果中，不可避免地会产生一些面积很小的图斑。无论从专题制图的角度,还是从实际应用的角度,都有必要对这些小图斑进行剔除和重新分类,目前常用的方法有 Majority/Minority 分析、聚类(Clump)和过滤(Sieve)。这些工具都可以在主菜单->Classification->Post Classification 中找到。Majority/Minority 分析和聚类(Clump)是将周围的"小斑点"合并到大类当中,过滤(Sieve)是将不符合的"小斑点"直接剔除。

(4) 栅矢转换

打开主菜单->Classification->Post Classification->Classification to Vector,可以将分类后得到的结果转化为矢量格式,或者打开主菜单->Vector->Raster to Vector,在选择输出参数时候,可以选择特定的类别,也可以把类别单独输出为矢量文件或者一个矢量文件(图 3-5-3)。

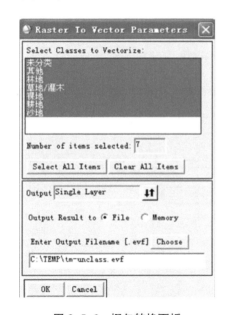
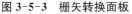

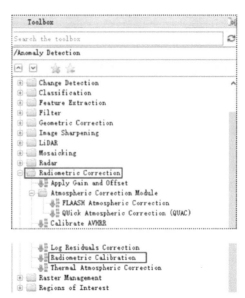

图 3-5-3　栅矢转换面板　　　　图 3-5-4　打开辐射定标工具

3.5.3　辐射定标

辐射定标是用户需要计算地物的光谱反射率或光谱辐射亮度时,或者需要对不同时间、不同传感器获取的图像进行比较时,都必须将图像的亮度灰度值转换为绝对的辐射亮度,这个过程就是辐射定标。Landsat 8 辐射定标操作步骤如下。

在 ENVI 中打开实验数据进行辐射定标,在 Toolbox 中选择 Radiometric Correction 的子工具 Radiomotric Calibration(图 3-5-4)。

输入文件选择热红外波段,并选择中心波长 10.900 的波段,精度相对较高(图 3-5-5):

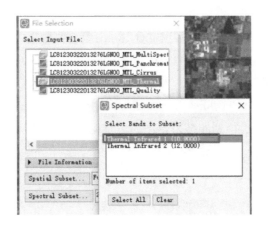

图 3-5-5　选择中心波长

如图 3-5-6 所示,辐射亮度值选择 Radiance,相对亮温 Brightness Temperature 可以减少大气的影响、提高精确度,输出数据格式为 BSQ,设置输出路径并命名,得到辐射定标的结果:

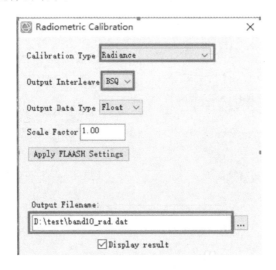

图 3-5-6　输出结果

3.5.4　NDVI

NDVI,即归一化植被指数,是一项衡量生物量变化的指标,是目前诸多学者和研究人员最为广泛应用的植被指数之一。运用归一化植被指数能够进行植被覆盖监测、土地覆盖分类、作物估产等诸多领域的研究。如今,NDVI 被普遍当作评估植物生长状况的因子之一,其不但可以反映一定规模尺度下的植被生长状况,而且也可以从长时间序列尺度来反映一定规模下植被的变化趋势。

计算公式如下:

$$NDVI = \frac{ref_2 - ref_1}{ref_2 + ref_1}$$

式中,ref_2 为近红外波段的反射值,ref_1 为红光波段的反射值;$NDVI$ 即近红外波段的反射值与红光波段的反射值之差比两者之和,其阈值处于 $[-1,1]$ 之间。当 $NDVI<0$ 时,表示地物对可见光具有较高的反射率(河流、湖泊、沼泽、水库、雪被、云层等);当 $NDVI=0$ 时,表示地物覆盖度相对较低(主要为裸地、岩石等);当 $NDVI>0$ 时,表示地面有植被覆盖,且植被长势与 $NDVI$ 指数之间呈正相关关系。

在计算 $NDVI$ 时发现部分遥感影像的 $NDVI$ 结果不在 $[-1,1]$ 之间,因此需要借助 ENVI 中的(Band math Batch)插件通过表达式对其进行异常值的批量剔除。

(b1 lt−1)×(−1)+(b1 gt 1)×1+(b1 ge−1 and b1 le 1) ×b1

上式是一个运用关系和逻辑运算符来剔除异常值的表达式,其承载的逻辑关系如下:在上述的关系表达式中不区分大小写;小于(LT)、小于等于(LE)、大于等于(GE)、大于(GT);and 表示同时满足两者的条件。

第4章
城市热岛对心血管疾病的影响机理

目前,50%的世界人口生活在城市地区,预计到2050年这一比例将达到68%。城市人口聚集,建成区不断扩张,导致城市气温显著高于周围农村地区,严重影响了城市居民的身体健康,尤其是对心血管疾病的影响。

心血管疾病是心脏和血管疾患引起的,包括冠心病、脑血管疾病、高血压、周围动脉血管疾病、风湿性心脏病、先天性心脏病和心力衰竭。心血管疾病是全球的头号死因,2016年1 790万人死于心血管疾病,占全球死亡人数的31%。导致心血管疾病病发和死亡的危险因素较多。目前,已有大量研究基于流行病学探索了气温与心血管疾病的关系。

大多数夏季超额死亡率增加归因于心血管疾病,温度与心血管死亡率之间的暴露—响应曲线通常呈"U"形、"V"形、"J"形,当温度超过阈值时,死亡率逐渐增加。阈值温度具有重要意义,它是识别热岛健康危害的重要标准,有利于探索城市热岛对心血管疾病影响的时空格局特征。不同地理位置的经济条件、医疗设施、人口结构有较大的差异,所以气温与心血管疾病死亡率的关系存在空间异质性。这些研究大多数都是基于人群流行病学方法,量化了环境温度对心血管疾病的影响,并不能解释气温与心血管疾病的时空交互作用的机制。因此,研究城市热岛与心血管疾病死亡率之间的景观格局关系具有重要意义。

目前,已有学者使用景观格局指数定量分析城市热岛问题,从数量、结构、形态、空间上对热岛景观进行表征和描述。例如,黄聚聪等人以厦门市为例,利用景观格局指数研究厦门城市热岛景观的演变趋势。然而,这些研究大多数探讨热岛景观的时空演变趋势,没有与人体健康产生时空响应机制。景观格局与多种疾病具有相关性。已有研究表明斑块密度和边缘程度与布鲁里溃疡呈正相关;城市区域、草地和水域的景观聚集程度与西尼罗河病毒传播高度相关。这些研究的重点都是基于景观格局,探索景观结构影响疾病的机制,目前仅有研究表明区域景观破碎度和温度与莱姆病(Lyme disease)发病率呈正相关。然而,基于景观格局和温度对心血管疾病的研究尚属空白。因此,本章的目的是揭示城市热岛与心血管疾病的景观—格局—过程及其作用机制特征。

1984—2018 年,全球平均气温一直在稳步上升,城市热岛效应愈发严重,热浪事件显著增加,在世界级特大城市北京尤其严重,由此导致心血管疾病死亡率急剧上升,而热岛对心血管疾病的死亡率影响的特征尚不明确。本章采用 Landsat 遥感影像数据、气象站点数据、地图数据,基于 ENVI、ArcGIS、Fragstats 数据分析平台,分析城市热岛对心血管疾病影响的景观格局的时空演变机制,以期为健康城市规划和生态环境优化提供决策参考,降低心血管疾病患者高温暴露危险。

4.1　温度数据获取与心血管疾病影响测度方法

4.1.1　数据来源与处理

北京(39.56°N,116.20°E)是中国政治经济文化中心、世界一线城市(图 4-1-1)。该市属北温带半湿润大陆性季风气候,夏季炎热潮湿。2018 年末,北京全市常住人口达 2 154.2 万,城市化率 86.5%;国内生产总值 GDP 突破 3 万亿元。

随着人口和经济的快速增长,造成了城市热岛等的环境问题,对城市居民的身体和心理健康产生了负面影响。经济全球化的趋势下,北京的城市蔓延将可

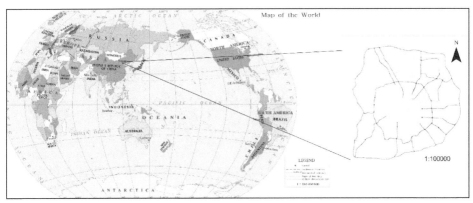

审图号:GS(2016)2967号

图 4-1-1　研究区概况

能扩大,城市热岛效应将变得更加严重。由于城市热岛效应影响,2017 年北京高温日数为 22 天,越来越引起了人们的重视。因此研究北京市城市热岛具有典型意义。

(1) 数据来源

温度反演采用 Landsat 卫星影像和气象站点数据。遥感影像成像时间为 1984-08-16、1991-06-17、1999-08-02、2017-07-10,卫星过境时大气能见度高,无云遮盖,拍摄前两天内平均风速均小于 2.3 m/s,一天内无降水。气象数据为北京市 95 个气象站的逐时观测资料。

心血管疾病(I 00~I 60)的定义标准采用《国际疾病分类》第 10 版(ICD-10)。北京市心血管疾病死亡率资料,来源于中国疾病预防控制中心分析数据。

(2) 数据处理

首先,对遥感影像进行辐射定标和大气校正,把卫星影像统一校正到 0.5 m 高分卫星影像,将误差控制在一个像元内;然后,将数据重采样至 30 m 分辨率,统一投影到 WGS_1984_UTM_50N 坐标系中;最后,利用 ArcGIS 软件建立数据库,对不同时期的遥感影像数据进行提取分析。

4.1.2 温度反演方法

地表温度、近地表气温是研究城市热场的相互作用的两个重要参量,两者之间能建立较好的关联性。同时有研究指出 TM 反演的地表温度和地表指数可作为研究城区热健康问题的有效数据。

本研究采用大气校正法反演地表温度。首先,依据 NASA 的数据使用手册(landsat. usgs. gov/documents),进行辐射定标,把像元亮度值(DN)转化成相应的热辐射强度。然后,计算植被指数($NDVI$)及植被覆盖度。其次,采用覃志豪提出的比辐射率计算方法,通过 $NDVI$ 和植被覆盖度计算出来地表比辐射率。最后,通过(T_L)计算公式,计算出地表温度,公式为:

$$T_L = \frac{T}{1 + (\lambda T/\rho)\ln\varepsilon} - 273.15$$

式中,λ 为 TM6 波段的中心波长(11.5 μm),T 为温度(K),ε 为比辐射率,$\rho = h \times \frac{c}{\sigma} = 1.438 \times 10^{-2}$ K(其中,玻尔兹曼常数 $\sigma = 1.38 \times 10^{-23}$ J/K,普朗克常数 $h = 6.626 \times 10^{-34}$ J·s,光速 $c = 2.998 \times 10^8$ m/s)。

地表温度反演选取 2015 年 7 月 10 日、8 月 22 日两期数据,气温数据来源于

95 个地面气象站点的测试数值,基于此建立气温回归方程。首先,在不同尺度下,计算 NDVI、NDWI(归一化水体指数)、建筑布局等因素与日平均气温的相关系数,结果表明日平均气温与 NDVI 160 m、地表温度 300 m 分辨率尺度下具有较好相关性。然后,利用 SPSS、MATLAB 软件进行多种曲线回归,结果表明一次多项式具有较好的回归结果,回归方程具有很好的鲁棒性,R^2 为 0.95,RMSE 为 0.13。回归方程为:

$$T_A = 4.31 + 0.167\,9T_L - 0.174\,7y$$

式中,T_A 为日平均气温,T_L 为地表温度,y 为 NDVI。

4.1.3　城市热岛对心血管疾病影响等级划分

城市热岛升高城区温度,增加心血管疾病的患病率和死亡率。高温对心血管死亡率的影响,存在关键的阈值温度。南京地区心血管疾病死亡率日最高气温的阈值温度为 32 ℃;济南地区心血管死亡率的最高、平均、最低阈值温度是 32、28、24 ℃,指标每升高 1 ℃时,死亡率分别增加了 4.1%、7.2%、6.6%;北京地区心血管疾病死亡率平均阈值温度 25~33 ℃。现代医学研究表明,环境温度与人体的生理活动密切相关,人体最舒适的环境温度为 20~28 ℃;气温高于 28 ℃,血管扩张,更多血液向皮肤表层输送,促使皮肤温度升高,人体会感到不适;气温高于 30 ℃,人体会部分启动汗腺,以排汗的方式散发热量,此时皮肤血管扩张,血液重新分配,同时心血管排放量增加,心脏负荷加重;气温高于 32 ℃,达到济南、北京地区的心血管疾病死亡率日最高气温的阈值温度。

综上所述,本研究以日平均温度 28 ℃为城市热岛对北京心血管疾病死亡率影响的阈值温度,此时热岛强度为 2 ℃。每超过阈值温度 1 ℃,死亡率增加7.2%,故将城市热岛对心血管疾病死亡率的影响划分为五个等级,如表 4-1-1 所示。

4.1.4　景观格局指数评价方法

景观格局是指大小不一的景观斑块在景观空间上的排列,通过引入景观格局指数,可以定量分析景观格局变化与分异特征。景观格局指数包括斑块、类型和景观三种水平层次。本研究从景观水平和类型水平两个方面,选取 10 个景观指数定量描述热岛对心血管疾病影响的景观格局特征。所选取的景观指数包括

表 4-1-1　热岛强度对心血管疾病死亡率、人体生理反应的等级划分

影响等级	热岛强度/ ℃	温度/ ℃	死亡率增加/%	备注
一级	2.7～3.6	28～28.9	0～7.1	人体开始感到轻微不适
二级	3.7～4.6	29～29.9	7.2～14.3	人体感到不适,此时生理表现为易出汗
三级	4.7～5.6	30～30.9	14.4～21.5	人体感到很不舒适,常见生理表现为大量出汗
四级	5.7～6.7	31～31.9	21.6～28.7	人体血液循环系统开始受到影响,心血管疾病发病率提升
五级	≥6.7	≥32	28.8～35.9	达到心血管死亡的日最高气温临界值,心跳加快,心血管疾病死亡率提高

类型水平的斑块密度(PD)、聚力指数(COHESION)、景观形状指数(LSI)以及景观水平的平均斑块面积(AREA_MN)、形状指数(SHAPE_AM)、聚集度指数(AI)、蔓延度指数(CONTAG)、香农多样性指数(SHDI)。其中,类型水平的指数反映各等级斑块类型的数量和结构,景观水平指数反映研究区域的全局特征。

4.2　城市热岛对心血管疾病的影响结果分析

4.2.1　城市热岛对心血管疾病影响的空间特征

1984—2017 年,北京城市热岛对心血管疾病的影响由 2 级上升到 4 级,心血管疾病死亡率上升了 28.8%。影响区在空间分布上表现出由城市中心区逐步向外扩展的特征,与城市空间扩张的进程具有明显的时空关联性。危害较为严重的区域主要分布在中南部,主要是因为北部山区白天气温较低形成高压,城区气温较高形成低压,从而形成由北部山区吹向城区的冷空气。如图 4-2-1 所示,1984—1999 年北京六环内只有 1、2 级斑块,没有高等级斑块。其中,1 级斑块主要分布在城市中心,且逐步向南部郊区扩散;2 级斑块面积较小,在南部零星分布。2017 年 1 级斑块迅速收缩,2 级斑块急剧蔓延,由点状分布转变为片状、面状分布;同时,部分商业中心的低等级斑块转化为高等级斑块。这是由于近 20 年北京城市发展迅速,城区全面崛起,商业组团遍布,带来一系列环境

健康问题,严重影响居民心血管健康,因此对斑块空间分布产生了显著的
影响。

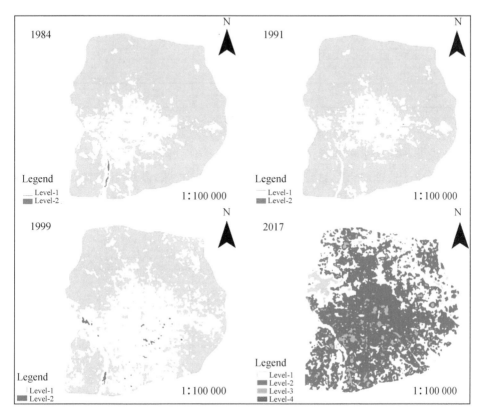

图 4-2-1　1984－2017 年北京景观斑块等级分布

4.2.2　城市热岛对心血管疾病影响的景观格局分析

(1) 类型水平变化

1984—2017 年,北京 PD 指数变化如表 4-2-1 所示。PD 指数总体呈波动
上升态势,说明各等级影响区斑块破碎化和割裂化程度明显增强。其中,1984—
1991 年,由于城市化建设速度较为缓慢,1、2 级影响区增长缓慢,趋于较平稳的
趋势;1999—2017 年,1、2 级影响区下降,3、4 级影响区出现,主要是因为城市扩
张导致城市中心区温度上升,加剧居民心血管健康危害,一级影响区逐步转化为
高等级影响区。

表 4-2-1　1984—2017 年北京 PD 指数变化

影响等级	1984 年	1991 年	1999 年	2017 年
level-1	0.069 2	0.078	0.115 9	0.095 7
level-2	0.002 2	0.002 2	0.015 9	0.071
level-3	0	0	0	0.127 5
level-4	0	0	0	0.000 4

1984—2017 年,北京 LSI 指数变化如表 4-2-2 所示。LSI 指数总体呈上升态势,说明各等级影响区形状复杂化。1999—2017 年,1、2 级斑块 LSI 指数迅速上升,是由于快速城市化过程中城市形态跳跃式扩张,新增很多独立建成区斑块;3、4 级影响区复杂程度较低,主要是因为高等级影响区主要集中分布于商业中心、居住区,斑块形状趋于简单化。

表 4-2-2　1984—2017 年北京 LSI 指数变化

影响等级	1984 年	1991 年	1999 年	2017 年
level-1	12.161 7	13.198 9	14.586 5	23.033 2
level-2	3.594 8	2.3	6.879 8	22.614 9
level-3	0	0	0	18.659 3
level-4	0	0	0	1.071 4

1984—2017 年,北京 COHESION 指数变化如表 4-2-3 所示。1 级影响区 COHESION 指数呈稳定趋势,这表明斑块间的连通度较好,分布较集聚,不利于斑块内部的快速散热,温度逐渐升高加剧心血管疾病死亡率;2 级影响区指数波动较大,是由于城市更新改造;3、4 级影响区 COHESION 指数相对较低,连通性较小,是由于斑块面积较小,呈点状式分布。

表 4-2-3　1984—2017 年北京 COHESION 指数变化

影响等级	1984 年	1991 年	1999 年	2017 年
level-1	99.821 8	99.673 8	99.883 3	99.761 2
level-2	97.052 5	90.002 1	96.238 9	99.943 3
level-3	0	0	0	96.944 9
level-4	0	0	0	84.978

（2）景观水平变化

1984—2017 年,北京 PD、AREA_MN 指数变化如图 4-2-2 所示。PD 指数总体呈上升趋势,AREA_MN 指数呈下降趋势,这说明景观分布总体上逐渐破碎化。其中,1984—1991 年,PD 和 AREA_MN 几乎不变,是由于城市化建设速度较为缓慢。

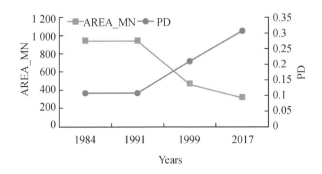

图 4-2-2　1984—2017 年北京 PD、AREA_MN 指数变化

1984—2017 年,北京 SHAPE_AM 指数变化如图 4-2-3 所示。SHAPE_AM 指数总体呈上升趋势,这说明各等级影响区景观斑块形状不规则化,城市热岛对心血管疾病的影响在空间分布上向越来越复杂的趋势发展。其中,1984—1999 年 SHAPE_AM 处于较稳定的上升,而 1999—2017 年急剧上升,是由于前者城市开发速度较慢城市形态较为稳定,后者城市快速发展与三维扩张中新增较多商业中心和开发项目。

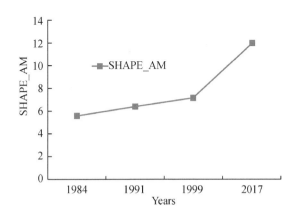

图 4-2-3　1984—2017 年北京 SHAPE_MN 指数变化

1984—2017 年,北京 AI、SHDI 指数变化如图 4-2-4 所示。AI 指数总体呈下降趋势,说明整体景观呈分散分布趋势,景观破碎化程度较高,斑块邻接关系越来越疏散,影响区内部连通性较差。1984—2017 年,描述斑块类型多样性指数的 SHDI 指数总体呈上升的趋势,说明随着城市建成区向郊区扩张,城市热岛升高对心血管疾病影响景观斑块类型增多,破碎化程度变高。1984—1991 年,SHDI 指数略有下降,是由于该阶段城市化进程缓慢,城市热岛对心血管疾病死亡率影响不太显著,2 级影响区增长幅度较小,斑块类型丰富程度降低。

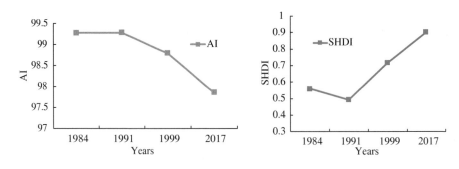

图 4-2-4　1984—2017 年北京 AI、SHDI 指数变化

4.2.3　城市热岛与心血管健康的响应机制

高温主要通过影响机体心脏功能,包括血压、血液黏度、血胆固醇和心率,增加心血管疾病死亡率。首先,人体暴露于热环境中,一方面排汗量增加,导致钠大量流失,机体内细胞酸碱平衡失调和电解质紊乱,出现心律失常的情况,可造成循环系统故障,诱发心血管疾病;另一方面,血液黏稠度和胆固醇水平增高,有效循环血量下降,导致冠状动脉供血不足,发生心肌梗死。其次,随着气温升高,机体会出现心率加快,心肌耗氧量增加;同时血液会从脏器加快扩散到皮肤表面,使心脏和肺部的负担加重,进而增加心血管疾病可能性。最后,夏季空调的不恰当使用也会间接增加心血管死亡率,当室内外温差过大(超过 6 ℃)时机体很难在短时间内调节,温差的急剧变化会引起人体的血管不断收缩或扩张,导致血液循环障碍,从而诱发心梗或卒中。

城市热岛导致夏季温度升高,对 65 岁以上老年人心血管疾病死亡率影响更为显著。高温状态下,老年人身体机能下降,每个腺体的出汗率降低以及出汗量减少,热损失减弱导致老年人热储存增加,加剧心血管紧张程度。长时间热刺激下,持续发汗会导致血浆体积明显减少,血液黏度增加,心血管死亡率升高。在高温状态下,老年人群由于服用的部分药物,使正常的排汗或其他调节体温的过程受到干扰,加剧心血管疾病发展从而导致死亡。

城市热岛导致的夏季高温升高,严重影响心血管疾病,往往伴随着空气污染水平的增高。热浪引起的大气颗粒物浓度增多,引起血浆黏度、血压和心率变异性的增加,从而也能引发急性心肌梗死等。高温导致臭氧浓度的上升,加剧了心血管死亡率。已有研究表明,大气臭氧浓度每增加 10 $\mu g/m^3$,中国人群心血管疾病死亡率增加 0.448%。臭氧上升增加心血管疾病死亡率,主要是通过系统炎症、氧化应激、心肌细胞损伤以及影响调节血管结构和转录机制,影响脂代谢、自主神经调节失衡等方面。

4.3　讨论

目前已有研究证明,高温与心血管死亡率具有显著的相关性,温度和心血管死亡率的关系呈"J"形,与参考温度 26 ℃相比,极高温度的相对危险度为 1.14(95%CI:1.07,1.21)。Baaghideh 等人表示最高气温与死亡率呈显著正相关($r=0.83,p=0.01$),最高气温上升 1 ℃,心血管疾病死亡率增加 4.27%(95%CI:0.91,7.00)。张书余通过对小鼠生理研究探索高温热浪对心血管疾病影响的机制,研究表明热浪激活体内炎症系统,破坏冠状血管内皮细胞结构,使血管内膜通透性增高,心脏组织 SOD 活性下降,使氧化血液中的脂蛋白加剧,大量的胆固醇加速了胆固醇穿透内膜在血管内壁上的沉积,形成动脉粥样硬化,致使冠心病病情加重。Basu 指出随着气温升高,机体内温度升高,加速血液从重要脏器到皮肤表面的血流转移,加重心脏和肺部的负担;同时血液黏稠度增加,机体胆固醇水平升高,从而引起心脑血管疾病的发作。他们基于阈值温度或生理影响机制研究了高温对心血管疾病的影响,但是没有进一步分析高温与心血管死亡率在空间上的分布机制。

本研究表明,随着城市化进展加快,热岛强度不断增强,城市热岛对心血管疾病死亡率影响加剧。整体景观呈破碎化分布、影响区由城市中心区逐步扩展到郊区,在宏观尺度上与城市空间扩张的过程呈明显的时空响应特征。

本研究表明,城市热岛对心血管疾病的影响逐渐向郊区扩散,高等级斑块增加,但高温组团主要分布在城市中南部,具有典型的景观—格局—过程特征。与北京市高温热浪研究结果相近,主要集中在北京二环以内,从二环到六环,高温热浪风险有明显的下降趋势。相似的研究表明,病媒传播疾病莱姆病发病率与区域景观破碎度和温度有较明显的相关性。因此,采用景观格局指数方法研究城市热岛对心血管疾病的影响存在方法的适用性,为开发心血管疾病预警系统提供了新的思路。

本研究也有一定的局限性。由于线性回归模型的原因,为了更加明确反映热岛强度的影响,反演气温时略去了截距影响,从而整体低估了热岛对心血管疾病死亡率的影响。其次,因为天气条件对卫星影像的影响,使用了 2 景影像研究1999—2017 年城市热岛对心血管疾病的时空影响。

4.4　本章小结

本章以北京市为研究区,基于同时相的遥感、气象站点、高精地图等多源数据,利用景观格局指数评价方法,深入分析了城市热岛对心血管疾病的时空作用机制,得出结论如下:

(1)随着城市热岛效应的不断加剧,对心血管疾病的影响等级和面积总体呈上升趋势,影响区由城市中心向郊区扩散,危害较为严重的区域主要分布在中南部。

(2)城市热岛对心血管疾病影响的景观格局呈现出三个特征。数量方面,随着斑块数量和密度增加,景观斑块逐渐破碎化,高等级斑块优势度提高。形态方面,景观斑块形状不规则化,空间具有不均衡性。结构方面,整体景观斑块类型丰富,内部整体连通性较差,低等级影响区连通性较高,呈集聚状态。

(3)城市热岛对心血管疾病的影响,城市热岛导致夏季环境温度升高,人体长时间暴露在高温下,影响机体心脏功能,从而诱发心血管疾病,加剧夏季高温死亡率。

本章研究利用景观指数分析城市热岛对心血管疾病的影响特征,反映了热岛对人体健康危害的时空演变趋势,并为心血管疾病健康预警提供理论依据。

第 5 章

城市热岛与呼吸系统疾病的景观格局演化规律

城市化进程不断加快,城市热岛效应加剧,热岛强度和面积急剧扩张,进而导致城市区域夏季温度持续上升,严重危害了居民的心理与身体健康。在过去的 100 年里,地表平均温度增加了 0.5~0.8 ℃。据中国国家气象局(NMB)预测,到 2050 年将上升 2.2~3.3 ℃。全球变暖呈加速趋势,带来一系列健康灾害问题,其中高温热浪灾害最为严峻,其频率和周期时长未来还将持续增加,将会严重危害城市居民的心理与身体健康,除直接致死外,还可能诱发呼吸系统、泌尿系统、循环系统、神经系统等多种系统疾病,其中呼吸系统疾病是高温热浪影响较为显著的疾病之一。

呼吸系统是人体与外界环境接触最频繁、接触面积较大的系统,极易受外界环境的影响。呼吸系统疾病(J 00 - J 99)是影响人类健康的常见疾病之一,包括呼吸道感染、肺炎和慢性阻塞性肺病(COPD)。引发呼吸系统疾病病症加重和死亡的因素很多,气温影响是近年的研究热点,且低温或高温均能加剧呼吸系统的发病率,造成严重的健康问题。但是,当前研究仅限于人群流行病学调查阶段,不足以解释气温与呼吸系统疾病之间时空交互作用的机制。因此研究城市热岛与呼吸系统疾病死亡率之间的景观格局关系,建立相应的预防措施,对合理的城市规划以及减少人群高温暴露具有重要意义。

国内外学者就温度与呼吸系统疾病之间的相关关系开展了大量的研究。Michelozzi 等在哥伦比亚的研究发现温度每超过阈值(日平均最高温度 29.5 ℃)1 ℃,75 岁以上人群呼吸系统疾病入院率上升 4.5%。莫运政等基于时间序列建立广义相加模型,日均气温与呼吸系统疾病急诊人次之间呈"V"字形相关,以 4 ℃为最适宜,日均气温低于/高于最适温度时,日均气温每降低/升高 1 ℃,当天因呼吸系统疾病而发生急诊治疗的超额危险度总人群分别为 3.75%/1.54%。呼吸系统疾病种类较多,通过具体疾病种类研究温度与呼吸系统疾病的相关关系。乐满等基于遵义市气象和污染资料研究发现呼吸系统发病状况与气候状态基本保持一致,夏至时上呼吸道感染发病数达到 56.3 人/d,受高温影响显著。部分研究通过获取每日呼吸系统死亡率,从而探讨温度与呼吸系统的关系。Bunker 等通过研究综述发现,温度每升高 1 ℃,老年人(>65 岁)呼吸系统疾病死亡率增加 3.60%;胡梦钰等通过暴露反应关系的 Mate 分析,发现气温每上升 1 ℃,呼吸系统疾病死亡率为 2%;Analitis 等分析了欧洲 15 个城市气温对各种疾病死亡人数的影响,结果表明气温每上升 10 ℃ 时,总死亡率增加 1.35%,其中呼吸系统疾病死亡率增加 3.3%。上述研究是基于不同季节的温度,但高温热浪对人体的健康影响最为严重。在诸多气象要素中,气温是致病或死亡的重要影响因素。吴凡等结合气象数据资料、呼吸系统疾病死亡与日最高温、平均气压和相对湿度等气象因素建立广义相加模型,研究南京市高温热浪对不同年龄、性别呼吸系统疾病的影响。梁凤超等通过气象、大气污染数据及呼吸系统疾病每日死亡人数,基于时间序列分析,探讨大气温度在不同季节与居民呼吸系统疾病死亡的相关性。

城市景观格局的时空分异特性在一定程度上形成了热岛效应,对其形成数量—质量—多维驱动的影响,并在一定程度上决定了热岛强度。已有研究通过提取影响热岛效应的关键景观格局指数,研究城市热岛效应的景观格局空间分布特征。赵全勇等研究发现随着城市化进程,类型水平上 NP、PD 降低,PLAND、SHAPE_AM 呈上升态势;景观水平上 AI、CONTAG 总体上升,SHDI、SHEI 呈下降态势;天津市热岛景观斑块总面积不断增加,各等级热岛景观呈组团式分布,高温组团主要分布在市区。大部分学者主要是通过研究景观格局指数与温度之间的相关关系,从而确定不同景观格局指数对城市热岛的影响,较少涉及城市居民健康关联研究。以上海、北京为主的不同城市研究结果表明,LSI、LPI、CONTAG、PD 与 LST(地表温度)呈显著相关关系;岳文泽和王耀武等人的研究中发现 SHDI 与温度相关,即温度随着多样性增大而升高,且地表温度异常增大的区域,CONTAG、AI 变小;雷金睿等在海口城市的研究中发现 LST 与 LPI、PLAND、AI 均表现为极显著相关关系,且相关性在逐年增强,景观斑块的大小与集聚程度对城市 LST 影响较大。城市景观格局结构在一定程度上会影响疾病的流行。Tran 等通过景观破碎化和气象因素研究发现病媒传播疾病莱姆病发病率与区域景观破碎度和温度有较明显的相关性。Liu 等基于景观格局、地表温度的研究发现景观聚集指数对西尼罗河病毒(WNV)的传播具有一定的影响。城市热岛强度的时空分布特征对疾病是有一定影响的,但城市热岛景观格局与呼吸系统疾病之间的具体关系不明确,对于热岛升温而导致的呼吸系统疾病死亡率变化的研究不足。

本章以天津市为研究对象,利用 LandsatTM /OLI/TIRS 遥感影像数据和 ENVI、ArcGIS、Fragstats 数据分析平台,基于热岛强度与呼吸系统死亡率的关系构建城市热岛对呼吸系统疾病影响的等级划分标准,采用景观格局指数评价方法,研究天津城市热岛对呼吸系统疾病的格局影响,从而明确城市热岛对呼吸系统健康的时空作用机制,为天津市健康城市规划和生态环境优化提供决策参考,为呼吸系统健康的防控预警研究提供新的思路。

5.1　城市热岛对呼吸系统疾病影响的测度方法

5.1.1　数据来源与处理

天津市($38°33'$—$40°15'$N,东经 $116°42'$—$118°03'$E)东临渤海,北靠燕山,与北京毗邻,地处北温带,属暖温带半湿润季风性气候,四季分明。年平均气温约为 14 ℃,其中 7 月平均温度最高,1 月平均温度最低。其地貌特征为西北高东南低,大部分为平原,少部分为山地和丘陵。截至 2018 年末,天津全市常住人口为 1 559.60 万人,城镇人口为 1 296.81 万人,城镇化率为 83.15%。

天津市作为全球最具经济竞争力城市、世界二线城市、亚洲 50 强城市,是京津冀城市群中心城市、环渤海经济中心,居"国家中心城市指数"第六位,是首批沿海开放城市、改革开放先行区,在过去三十多年间基本保持城镇化进程高效状态,其城市发展在世界城市中具有典型性。本章选取天津市城镇化率较快的六个中心城区及四个环城区作为研究区域,总面积为 2 080 km^2,如图 5-1-1 所示。

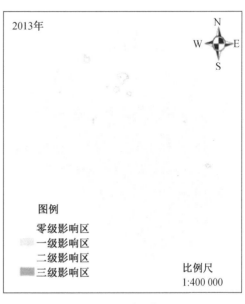

图 5-1-1　研究区概况

(1) 数据来源

本研究地表温度的原始数据选

取 1992 年、1999 年、2001 年、2006 年、2009 年、2011 年、2013 年、2018 年 8 期覆盖天津市城区的 Landsat 卫星影像,成像时间为每年 7、8 月 10:30—11:00,影像拍摄前两天内平均风速均小于 2.3m/s,一天内均无降水。成像时刻研究区域无云遮盖,大气能见度高,成像条件较佳。遥感影像数据质量较好,利于温度反演。

本章气象数据的获取,基于中国天津市 18 个市区站点、6 个郊区站点及同纬度邻近特大城市北京的 350 个气象站点,气象站点均选择了周围建筑、植被、硬化地面、人工设施对热岛干扰较小的观测点,以保证数据的精确性。

天津市呼吸系统疾病死亡资料包括性别、出生日期、死亡日期、年龄及根本死因等,资料来源于中国疾病预防控制中心,根据《国际疾病分类》第 10 版(ICD-10)选择呼吸系统疾病(J00-J99)。

(2) 数据处理

首先,将遥感影像进行配准和几何精校正,把卫星影像统一校正到 0.5 m 高分卫星影像,校正采用二次多项式,并用 3 次卷积法进行灰度插值,将误差控制在一个像元内。然后,将数据重采样至 30 m 分辨率,为了保持数据的一致性,统一投影到 WGS_1984_ UTM_50N 坐标系中。最后,利用 ArcGIS 软件建立数据库,对不同时期的遥感影像数据进行提取分析。

5.1.2 地表温度反演

本章仍然采用大气校正法,基本原理与数据处理过程参见第四章第二节。

5.1.3 城市热岛对呼吸系统疾病影响等级划分

目前已有研究表明呼吸系统疾病主要是由于病毒感染而引发的,且通过飞沫和直接接触传播,而高温高湿环境抑制了飞沫传播,为相关的病毒和细菌如副流感病毒 3(PIV-3)提供了适宜的存活和传播条件,使其在呼吸道沉降,从而诱发呼吸系统疾病。张莹等基于人体舒适度研究发现南京市年内气温呈"Λ"形分布,人体舒适度呈"M"形分布,7、8 月份气温达到最热 32 ℃左右,时有高温热浪,人体感觉极不舒适,长期暴露于此环境中,体温调节机制暂时发生障碍,体内热蓄积,极易诱发呼吸系统疾病。有研究发现与天津处于相同气候带的济南市高温对呼吸系统死亡率影响的日平均气温阈值为 31 ℃,温度每增加 1 ℃,呼吸系统疾病死亡率增加 25.3%。

本章根据人体对高温的反应情况,结合天津市 2008～2018 年 7、8 月份气象站点观测数据计算出的郊区观测点日平均气温均值 27.5 ℃,以热岛强度与日平均气温均值的差值 3.5 ℃作为热岛强度的基准数,将城市热岛对呼吸系统疾病死亡率的影响等级划分为五个等级(如表 5-1-1)。

表 5-1-1　热岛强度对呼吸系统疾病死亡率、人体生理反应的等级划分

影响等级	热岛强度/ ℃	呼吸系统死亡率增加/%	人体生理反应
零级	≤3.5	无影响	3.5 ℃以下时人体感觉较舒适,当热岛强度达到 3.5 ℃时人体开始感到不适,生理表现为干咳
一级	>3.5～4.5	0～25.3	人体感到轻微不适
二级	>4.5～5.5	>25.3～50.6	人体感到很不舒适,常见生理表现为咳嗽、咳痰
三级	>5.5～6.5	>50.6～75.9	达到呼吸系统疾病死亡的最高气温临界值,呼吸系统开始受到影响,呼吸系统疾病发病率提升
四级	>6.5～7.5	>75.9～101.2	呼吸困难,呼吸系统疾病发病率出现明显上升,死亡率提高

研究选取经过反演后的地表温度与站点实测温度进行分析,发现在 900 m 观测尺度下地表温度与日平均气温的相关性最强,在 ArcGIS 中对反演的地表温度进行 900 m 移动窗口均值化计算热岛强度,计算公式为:

$$\Delta T_{ij} = T_{ij} - T_R$$

式中,ΔT_{ij} 为空间位置 ij 上的热岛强度;T_{ij} 为空间位置 ij 上的日平均气温;T_R 为从 8 个不同方向上均匀抽取的 32 个郊区农村点的日平均气温的均值。

5.1.4　景观格局指数评价方法

景观格局是指大小和形状各异的景观要素在空间上的排列和组合,包括景观组成单元的类型、数目及空间分布与配置。不同类型的斑块在空间上呈随机型、聚集型或均匀型分布,体现景观异质性和不同尺度上的生态过程的结果。利用综合指数法描述景观格局异质性、多样性以及分散程度,为景观的合理规划提供关键性参考信息。景观格局指数包括斑块水平、斑块类型水平和景观水平 3

种类型。其中类型水平的指数用于分析各类型斑块的数量和结构,景观水平指数用于描述研究区域的全局特征。根据本章的研究区特性,在类型水平上选择面积比例(PLAND)、斑块密度(PD)、聚力指数(COHESION),景观水平上选取聚合度(AI)、蔓延度(CONTAG)、香农多样性指数(SHDI)、香农均匀度指数(SHEI)、形状指数(SHAPE_AM),各指数的分类及计算公式见表5-1-2。

表 5-1-2　景观格局指数类别及生态学意义

类别	名称	计算公式	公式描述
面积/密度/边缘指数	PLAND	$PLAND = \dfrac{1}{m} \sum\limits_{i=1}^{m} \dfrac{E_i}{A_i}$	某一斑块类型所占景观面积比例,用于度量景观的组成,m 为影响区等级数量,E_i 和 A_i 分别是 i 斑块的边缘和面积
	PD	$PD = \dfrac{n_i}{A}(10000)(100)$	斑块密度,数值随着斑块破碎化而增大,n_i 表示第 i 类景观要素的总面积,A 为景观总面积
蔓延度与离散度指数	AI	$AI = \left[\dfrac{g_{ii}}{\max \to g_{ii}} \right] \times 100$	聚合度,g_{ii} 为相应景观类型的相似邻接斑块数量,$\max \to g_{ii}$ 为斑块类型 i 像元之间最大节点数
	CONTAG	$C = \left[1 + \dfrac{1}{2\ln m} \sum\limits_{i=1}^{m} \sum\limits_{j=1}^{m} P_{ij}\ln P_{ij} \right](100)$	蔓延度,m 为影响区等级数量,P_{ij} 是随机选择的两个类型 i 与 j 的相邻概率
多样性指数	SHDI	$SHDI = -\sum\limits_{i=1}^{m}\left(P_i\ln P_i \right),\ H \geqslant 0$	香农多样性指数,P_i 为 i 类景观在整个景观中出现的概率,$P_i = A_i/A$,其中 A_i 为影响区 i 的总面积
	SHEI	$SHEI = \dfrac{-\sum\limits_{i=1}^{m}(P_i\ln P_i)}{\ln m} \times 100\%$	香农均匀度指数,反映景观组分数量和比例的变化,由多个组分构成的景观中各组分比例相等时,数值最大
连通性指数	COHESION	$COHESION = \left[1 - \dfrac{\sum\limits_{j=1}^{n} P_{ij}}{\sum\limits_{j=1}^{n} P_{ij}\sqrt{a_{ij}}} \right] \cdot \left[1 - \dfrac{1}{\sqrt{A}} \right]^{-1} \times 100$	斑块内聚力指数,反映相关斑块类型的自然连通度,P_{ij} 为斑块 ij 的周长,a_{ij} 为面积,A 为景观总面积

续表

类别	名称	计算公式	公式描述
形状 指数	$SHAPE\_AM$	$LSI = \dfrac{0.25TE}{\sqrt{A}}$	面积加权形状指数,TE 为景观中所有斑块边界的总长度,A 为景观总面积,0.25 为正方形校正常数

5.2　城市热岛对呼吸系统疾病影响分析

5.2.1　热岛强度对呼吸系统疾病影响的空间特征

1992—2018 年天津市的热岛强度对呼吸系统的影响等级如图 5-2-1,显示热岛对呼吸系统疾病的影响等级由三级上升到四级,呼吸系统死亡率最高升高了 101%,死亡率上升区达到 349 km²。从图 5-2-1 可看出:1992 年共有一至三级影响区,二级影响区面积较大,且主要分布在城市中心区域,主要是因为高密度的低层建筑导致中心区热量集聚,加之城市中心通风不畅,出现热岛对呼吸系统疾病危害严重的大面积区域。1999—2011 年只有一级影响区,影响面积较小,斑块数量不断增加,大致分布在城市中心的边缘区域;2013 年与 1992 年等

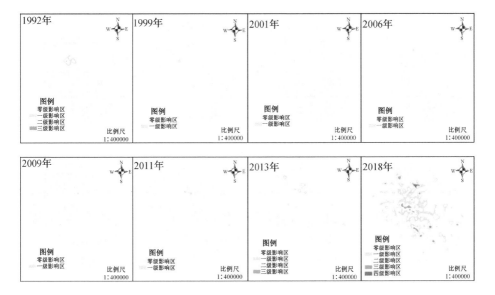

图 5-2-1　1992—2018 年影响区等级分布图

级影响区数量相同,但影响中心发生明显变化,主要集中城市外围工业区,这些区域医疗条件有限,易导致死亡率高于城市中心区域的现象。2018 年出现了使呼吸系统死亡率增加较多的四级影响区,各影响区斑块急剧蔓延,遍布中心城区和环城区域,城市发展迅速,带来一系列环境健康问题,严重影响居民呼吸系统健康。总体上看,随着城市化进程的发展,影响等级不断增加,影响区域持续扩张,热岛强度对呼吸系统疾病的影响持续扩大。

5.2.2　城市热岛对呼吸系统疾病影响的景观格局分析

(1) 景观格局的类型水平变化

1992—2018 年,天津斑块面积百分比 PLAND 指数变化如表 5-2-1 所示。零级影响区占最大比例,整体呈波动性下降趋势,其他各级影响区比例总体呈上升趋势,说明热岛强度对呼吸系统疾病的影响等级增大,影响区域范围增加。其中增加较为明显的是一二级影响区,相对于 1992 年各增加了 15.6 和 14.7 倍。1999—2011 年二三级影响区消失,主要是由于多层居住区改造建设增加了绿地、打通了通风廊道,建筑密度有了明显的下降,居住区的环境得到了改善,居民呼吸系统疾病患病率下降。PLAND 指数在 2013—2018 年变化趋势最为明显,且2018 年出现了对呼吸系统死亡率影响较大的四级影响区,说明局部地区的城市热岛效应迅速恶化,对呼吸系统健康的影响不断加剧。

表 5-2-1　1992—2018 年天津 PLAND 指数变化

区域等级	1992 年	1999 年	2001 年	2006 年	2009 年	2011 年	2013 年	2018 年
零级影响区	98.911	99.904	99.969	99.917	99.945	99.824	99.084	82.14
一级影响区	0.709 6	0.096 3	0.030 7	0.082 9	0.054 6	0.175 7	0.714 7	11.214
二级影响区	0.371 2						0.196 2	5.456 8
三级影响区	0.008 1						0.005 6	1.120 2
四级影响区								0.068 3

斑块密度 PD 指数是描述斑块破碎化的指标,1992—2018 年天津 PD 指数变化如表 5-2-2 所示。研究区 PD 指数总体呈上升态势,说明各等级影响区的破碎化明显增强,呈分散式分布。一级影响区,呈指数增长,2011 年后上升迅速。2013—2018 年,影响区斑块破碎化不断加剧,主要与高密度城市开发和绿地公园建设密切相关。城市的片区组团开发形成了新的呼吸系统疾病影响集中

区,绿地公园建设形成冷源,改善热岛对呼吸系统的影响。

表 5-2-2　1992—2018 年天津 PD 指数变化

区域等级	1992 年	1999 年	2001 年	2006 年	2009 年	2011 年	2013 年	2018 年
零级影响区	0.000 5	0.000 5	0.000 5	0.000 5	0.000 5	0.000 5	0.000 5	0.001 9
一级影响区	0.001	0.000 5	0.000 5	0.001 9	0.001 4	0.001 9	0.008 2	0.023 6
二级影响区	0.001						0.002 4	0.022 1
三级影响区	0.000 5						0.001	0.010 6
四级影响区								0.001

1992—2018 年天津连通性 COHESION 指数变化如表 5-2-3 所示。总体而言,零级影响区连通性小幅度降低,出现了不同级别的影响区;一级影响区连通性先下降后上升,说明在 1992—2009 年空间分布上较为分散,在 2009—2018 年开始集聚,热岛强度对呼吸系统疾病在低等级影响上受城市建成区扩张影响较大;二三级影响区连通性在 2013—2018 年均呈上升趋势,斑块内聚力指数增大,高等级影响区呈集聚形态,不利于斑块内部的快速散热,温度逐渐升高加剧呼吸系统疾病死亡率;2018 年出现四级影响区,但其连通性最小,热岛强度对呼吸系统疾病的影响较严重的区域呈点状式分布。

表 5-2-3　1992—2018 年天津 COHESION 指数变化

区域等级	1992 年	1999 年	2001 年	2006 年	2009 年	2011 年	2013 年	2018 年
零级影响区	100	100	100	100	100	100	100	99.992
一级影响区	99.246	97.945	96.31	95.906	95.457	96.908	97.76	99.631
二级影响区	98.596						97.37	99.168
三级影响区	92.768						90.336	98.014
四级影响区								96.857

(2) 景观格局的景观水平变化

1992—2018 年,天津多样性 SHDI、SHEI 指数变化如图 5-2-2 所示,两者均呈现先降低后迅速上升的趋势。1992—1999 年略有下降,1999—2011 年呈现小幅波动,2011—2018 年明显上升。这表明热岛强度对呼吸系统疾病影响的复杂程度不断增加,斑块类型丰富,破碎化程度增加。由于天津在城市化建成区的迅速扩张,受影响区面积显著增大,并出现了新的高强度影响区,在空间上分布范围更加广泛,不同等级的影响区逐渐向整个城区扩张。

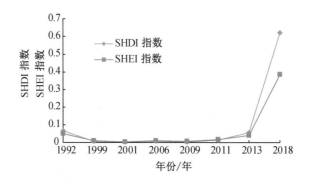

图 5-2-2 1992—2018 年天津 SHDI 和 SHEI 指数变化曲线

景观形状指数 SHAPE_AM 是通过计算区域内某斑块形状与相同面积的正方形或圆形之间的偏离程度测量形状复杂程度。1992—2018 年天津 SHAPE _AM 指数变化如图 5-2-3 所示。总体呈波动上升趋势,2013—2018 年明显上升,2018 年为 1992 年的 2.7 倍,这表明各等级影响区斑块形状呈不规则化,景观破碎化程度逐年增加,城市热岛对呼吸系统疾病影响显著,涉及城市中心区域和郊区,空间分布上向越来越复杂的趋势发展。

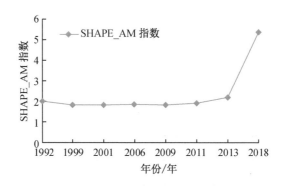

图 5-2-3 1992—2018 年天津 SHAPE_AM 指数变化曲线

聚合度 AI 和蔓延度 CONTAG 指数,是表征景观整体的凝聚程度。1992—2018 年天津的 AI 和 CONTAG 的指标变化如图 5-2-4 所示,AI 指标总体下降,但不明显,这表明影响区总体相对集中的聚集趋势较为明显;而 CONTAG 指标后期明显下降,表明景观的破碎化程度较高,影响区内部的连通性下降,各等级影响区从城市中心向外围郊区扩散,这表明经历了 1992—2009 年的改善后,天津市居民面临的呼吸系统健康风险在 2013 年后显著增大,主要分布在和平区、河北区、河东区、河西区、南开区、红桥区。

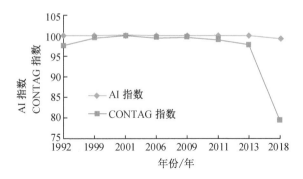

图 5-2-4　1992—2018 年 AI 和 CONTAG 指数变化曲线

5.2.3　城市热岛与呼吸系统健康的响应机制

温度对呼吸系统疾病的诱发有间接影响。长时间暴露于高温下,病毒、细菌的活性在热岛区大大增加,病毒的侵袭能力也随之增强,机体患病率也会增加。天气变化剧烈时,机体的自我调节机制不能适应外界的刺激,就会出现不适感觉,极端温度下会导致病毒的活力增强,从而引起呼吸系统疾病发病甚至导致死亡。莫运政经实验研究发现,气温在 24～30 ℃左右会簇生呼吸道合胞病毒,且在患病之后病毒会大量传播。章峰通过气象因素对呼吸系统疾病就诊人数的影响研究,发现气温可以借助影响炎症通路或病理生理反应如呼吸道黏膜中的血管收缩和免疫应答的抑制等直接影响呼吸道感染的发生。

温度升高对患病人群的影响更加显著。高温条件下会使得 COPD(慢性阻塞性肺疾病)患者出现过度呼吸,引起肺过度充气,进而导致呼吸困难的情况发生,会引起现有炎症反应并且会抑制抗感染免疫功能,进而导致患者呼吸系统病症的加重,导致死亡率上升。气温的持续升高容易诱发呼吸系统炎症反应,肺泡灌洗液中多核细胞、中性粒细胞、炎性细胞因子及趋化因子等炎性物质的增加会损害气道,使呼吸道易受细菌、真菌及病毒的感染,从而加重哮喘和 COPD 等呼吸系统疾病症状。同时,超常的热岛强度下,花粉及其他气源性致敏原的水平也较高,会引起哮喘的急性发作。

夏季呼吸系统死亡率过高主要是因为夏季外界温度较高,从室外进入到空调房,人体的上呼吸道突然受到冷气的袭击,会导致原本就处于高反应状态的气管、支气管反射性痉挛,且空调房内相对密闭,空气不流通,从而影响呼吸系统的健康。同时，室内外的温差过大，出汗后伤风会使得热感冒和病毒性感冒多发，夏季的湿气和暑气较重，易滋生细菌病毒，从而加剧呼吸系统疾病发病甚至导致死亡。

5.3 讨论

本章研究结果表明，热岛强度对呼吸系统影响的斑块面积百分比（PLAND）和斑块密度（PD）总体呈上升态势，表明影响等级和影响区域面积不断增大，各影响区破碎化增强，呈分散式分布；连通性（COHESION）指数表明低等级的影响区连通性小幅度降低、内聚力指数增大，而高等级的影响区呈集聚形态。景观水平上的多样性（SHDI、SHEI）和形状指数（SHAPE_AM）总体呈上升态势，表明城市热岛对呼吸系统疾病的影响空间呈复杂化，不同等级的影响区呈空间嵌套的特征；聚合度（AI）和蔓延度（CONTAG）呈波动性下降，表明热岛对呼吸系统疾病的空间格局影响呈破碎化趋势，在空间分布呈现出中心城区集中和郊区分散组团分布特征。本章研究结果证实城市热岛对呼吸系统疾病的影响存在景观—格局—过程特征，与其他学者采用景观破碎化和多样性指数研究热带疾病布鲁利溃疡（BU）的案例形成相互佐证，这说明采用景观格局指数研究环境对疾病的影响存在方法的适用性。

以往研究显示，温度对呼吸系统疾病的发病率和死亡率有一定的影响。Vaneckova等研究表明，日最高温与呼吸系统死亡有关，且高于心血管死亡与全死因的相关性。Almeida等对波尔图和里斯本温暖季节（4～9月）气温与死亡率的相关关系进行研究，发现日最高温每升高1℃时，两地全死因死亡率分别上升3%（95%CI：2.0%～3.9%）和5.6%（95%CI：4.6%～6.6%），且该关联在呼吸系统疾病中更明显。本研究也表明，随着热岛强度的增大，城市热岛对呼吸系统疾病的死亡影响不断加剧，涉及的城市人口多、建成区面积大。2013—2018年城市化进程发展迅速，天津市区气温持续升高，人体机能受到严重影响，暴露人群对高温的不适应会诱发呼吸系统疾病，增加城市的额外死亡率。

本研究结果表明，城市热岛对呼吸系统疾病的影响程度，在空间分布上具有较强的异质性特征。1992年热岛强度对呼吸系统健康的影响较大，有三个影响等级；1999—2011年，只有一级影响区，且面积较小；2011—2018年，影响区等级和规模迅速扩大。但随着城市化发展与城市空间的持续扩张，热岛强度不断升高，城市建成区热环境不断恶化，严重影响居民社会健康，导致呼吸系统疾病的受影响等级和面积不断扩张。尽管随着社会医疗条件的逐步完善,居民社会健康得到一定保障,但多项研究表明夏季高温与死亡率和呼吸系统疾病发病率仍然存在高度相关性。所以优化城市绿地景观格局,减少夏季高温暴露,进一步提高居民生活健康,对健康城市规划与建设具有一定的案例研究支撑作用。

5.4　本章小结

本章以天津市为研究区,基于同时相的遥感、气象站点、高精地图等多源数据,利用景观格局指数评价方法,深入分析了城市热岛对呼吸系统疾病的时空作用机制,得出结论如下:

(1)随着城市热岛效应的不断加剧,对呼吸系统疾病的影响强度和面积总体均呈上升趋势,其影响分为长期低水平下降和短期迅速上升两个明显阶段。

(2)城市热岛对呼吸系统疾病影响的景观格局呈现出:类型水平,低等级影响区连通性较高、空间相对集中,高等级影响区呈组团状分布;整体景观特征呈现破碎化和间断分布,空间上在城市中心分布较为集中。

(3)城市热岛对呼吸系统疾病的影响,通过热岛升高夏季日平均气温,影响细菌、病毒的滋生及传播,以及患病人群自身生理反应,从而加剧呼吸系统疾病发病甚至导致死亡。

第 6 章

高温环境下舒适度与中老年情绪健康的响应机制

城市微气候是指由于下垫面性质以及人类和生物生活的影响而形成的近地层大气的小范围气候。近年来,随着世界城市化不断加快,热岛强度和面积迅速扩大,导致了城市微气候的改变,夏季高温热浪的强度、频率和范围增强。城市微气候中,热岛增强的夏季高温使人体暴露在持续升高的环境温度下,严重危害了城市居民的身体及心理健康,尤其对老年人这一类脆弱群体的影响最为显著。

城市微气候与身体健康之间的联系已经被广泛研究,但与心理健康的研究较少。已有研究大多数集中于自杀和心理疾病,并指出温度与自杀增加、心理健康疾病人群的入院和急症风险增加具有显著相关性。这些研究都表明城市微气候会影响人体的心理健康,但集中于关注高温热浪天气的舒适度对精神疾病的影响,较少关注普通人群的情绪健康。

城市微气候中,高温会显著增加情绪健康的风险,通过生理的热敏感机能作用,导致睡眠障碍、疲劳和热应激,从而可能会引发焦虑、疲劳、情绪不适、改变精神状态,降低情绪健康、增加攻击性。相关研究表明,环境温度超过 21 ℃,正向情绪(如高兴、快乐)会减少,负向情绪(如压力、愤怒)会增加;超过 32 ℃,负向情绪会显著增加;超过 35 ℃,情感障碍发生明显增多。这些研究主要探讨温度对情绪的总体影响特征,而缺乏考虑湿度、风速、温度的综合因素,也没有深入到负向情绪的具体因子。已有的城市微气候心理健康危害研究非常有限,研究成果多是基于西方国家的社会文化背景、城市空间结构,相关研究成果也缺乏应用于健康城市规划、环境健康治理的实践知识。

因此,本章以 35 ℃以上高温热浪天气影响的典型特大城市——中国南京市作为研究区,基于高温热浪天情绪问卷调查及实测温度、湿度、风速数据,利用 GIS、SPSS 和 MATLAB 等软件进行数据处理分析,探讨高温热浪的舒适度对 40 岁以上的中老年人群的负向情绪因子的影响,以期为减轻微气候改变对情绪健康的危害、促进健康城市的规划建设提供基础研究。

6.1　热舒适度对中老年情绪健康响应的研究方法

6.1.1　问卷调查

(1) 问卷设计理论与方法

情绪是来自正在进行着的环境中好的或不好的信息的生理、心理反应的组织。情绪二维模式理论，把情绪分为正向情绪（积极）和负向情绪（消极）两种类型。已有研究表明情绪会影响健康和行为，减少负向情绪也成为处理健康和行为问题的常用策略。因此，研究与实践中非常需要对负向情绪的强度和形式进行评定，而形容词经常被作为描述情绪及测度其强度的专业术语。Zevon 和 Tellegen 对情绪的结构进行了测度，其中选取了 60 个形容词描述情绪。Watson 等人从 60 个形容词中里选定了 20 个代表正负向情绪，编制了正负性情绪量表，对正负向情绪强度进行测度，其中负向情绪包括坐立不安、心烦、内疚、惊恐、敌意、易怒、羞愧、紧张、心神不宁、害怕。黄丽等人研究了对该正负性情绪量表的中国人群适用性，结果表明该表适用于中国人群。在实践中，该量表被广泛应用于评定社区人群的心理健康状况。

(2) 问卷设计与有效性检验

根据研究目的与对象，本章基于情绪健康测度的理论与实践，构建了夏季舒适度对城市居民情绪影响的测度量表。量表充分考虑到问卷的高温热浪天气及负向情绪因子与环境的关联性，因此仅采用简短的心烦、易怒、紧张、敌意四个因子进行测度。问卷的具体内容包括"您现在感觉到心烦的""您现在感觉到敌意的""您现在感觉易怒的""您现在感觉紧张的"。对于每个问题，受访者根据当前的情绪可以选择回答"1 几乎没有""2 比较少""3 中等程度""4 比较多""5 极其多"或者拒绝回答。情绪变量测试采用心理学的 $1\sim5$ 连续型，便于后面进行分析。

本问卷的信效度检验表明，克朗巴赫系数 Cronbach's α 值大于 0.70，KMO 值为 0.715，说明问卷的信效度较好，具有一致性和可靠性，能够应用于本研究中。

(3) 问卷调查区域

样本数据来源于南京市城区 2019 年 7 月 28 日至 8 月 27 日的高温热浪天的居民情绪健康影响的随机问卷调查，调查对象为高温热浪天户外出行的 40 岁以上中老年人群,地点分布在南京市江南、江北的各大居住区、广场、公园,样本覆盖城区的高温、中温、低温区域(图 6-1-1)。调查的方式为随机抽取,因此调研过程中不能排除受试者受之前经历的活动或突发性事件的影响。为了尽量降低这些影响对数据分析的误差,本研究在保证抽样随机性的同时,对调研对象进行初步筛选,排除在外剧烈运动的人群,并扩大样本数量。

南京市($31°14''\sim32°37''$ N,$118°22''\sim119°14''$ E)是中国人口高度密集的特大城市、2020 年亚洲城市第 11 位、2020 年世界二线城市。南京属北亚热带湿润气候,四季分明,雨水充沛,年平均温度 15.4 ℃,2019 年夏季平均日最高气温31.1 ℃。随着人口和经济的快速增长,南京快速城市化,城市微气候改变日益严重,对城市居民的身体和心理健康产生了负向影响。因此,研究南京市高温热浪天气中舒适度对居民情绪健康的影响具有典型意义(图 6-1-1)。

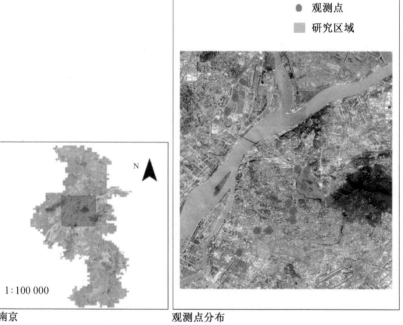

图 6-1-1　研究区与数据采集

6.1.2　舒适度实测与计算方法

舒适度数据来源于离地面 1.5 m 高的小型 WS-30 手持气象站(图 6-1-

2)。该设备的精度为 $\pm 0.3\ ℃$、湿度为 $\pm 3\ \%$、风速 ± 0.3，数据稳定之后，每隔 1 min 自动记录一次，具有反应快、精度高的优点，适合在城市室外环境使用。温度记录采用的热敏电阻记录原理，随着温度变化，电阻值也随之变化。气象站与问卷调查地点保持一致，主要布置在江南、江北各大居住区、广场、公园的中央空旷处。

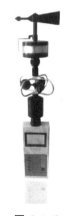

图 6-1-2
小型手持
气象站

人体舒适度指数是较为常用的表征人体舒适度的方法，主要取决于气温、湿度和风速三个指标，气温是判断气候舒适度的主要指标，湿度和风速是辅助指标。自 1966 年 Terjung 提出了气候舒适性指数的概念后，国内外学者对人体舒适度进行了一系列研究，提出众多计算公式。本章选用我国气象台站常用的，也是近年来国内较流行的 ICHB 经验公式，该公式同时考虑温度、湿度、风速对人体舒适度的影响，公式如下：

$$I_{\mathrm{CHB}} = (1.8T + 32) - 0.55(1 - RH/100)(1.8T - 26) - 3.2\sqrt{V}$$

式中：T 为温度（℃）；RH 为湿度（%）；V 为风速（m·s^{-1}）。

6.1.3　竞争神经网络分类方法

竞争神经网络分类方法，是一种应用广泛的无导师神经网络。无导师神经网络在学习过程中无需知道期望的输出，与真实人脑中的神经网络类似，通过不断的观察、分析与比较，自动揭示样本中的内在规律和本质，从而对具有近似特征（属性）的样本进行准确的分类和识别。而高温环境对人的情绪健康影响，目前处于无法或者很难获得期望的输出的研究阶段，基于有导师神经网络无法解决，只能采用无导师神经网络。竞争神经网络分类计算方法为：

（1）网络初始化

设输入层由 R 个神经元构成，竞争层由 S^1 个神经元构成。为不失一般性，设训练样本的输入矩阵为

$$\boldsymbol{P} = \begin{bmatrix} p_{11} & p_{12} & \cdots & p_{1Q} \\ p_{21} & p_{11} & \cdots & p_{2Q} \\ \vdots & \vdots & & \vdots \\ p_{R1} & p_{R2} & \cdots & p_{RQ} \end{bmatrix}_{R \times Q}$$

其中，Q 为训练样本的个数，p_{ij} 表示第 j 个训练样本的第 i 个输入变量，并记 $p_i = [p_{i1}, p_{i2}, \cdots, p_{iQ}], i = 1, 2, \cdots, R$。

则网络的初始连接权值为

$$IW^{1,1} = [w_1, w_2, \cdots, w_R]_{S^1 \times R}$$

其中，

$$w_i = \left[\frac{\min(p_1) + \max(p_1)}{2}, \frac{\min(p_2) + \max(p_2)}{2}, \cdots, \frac{\min(p_i) + \max(p_i)}{2} \right]_{S^1 \times 1}$$

网络的初始阈值为

$$b^1 = [e^{1 - \log\left(\frac{1}{S^1}\right)}, e^{1 - \log\left(\frac{1}{S^1}\right)}, \cdots, e^{1 - \log\left(\frac{1}{S^1}\right)}]_{S^1 \times 1}$$

同时，在学习之前需初始化相关参数。设权值的学习速率为 α，阈值的学习速率为 β，最大迭代次数为 T，迭代次数初始值 $N = 1$。

(2) 计算获胜神经元

随机选取一个训练样本 p，根据

$$n_i^1 = -\sqrt{\sum_{j=1}^{R} (p^j - IW_{ij}^{1,1})} + b_i^1 \qquad i = 1, 2, \cdots, S^1$$

计算竞争层神经元的输入。其中，n_i^1 表示竞争层第 i 个神经元的输出；p^j 表示样本 p 第 j 个输入变量的值；$IW_{ij}^{1,1}$ 表示竞争层第 i 个神经元与输入层第 j 个神经元的连接权值；b_i^1 表示竞争层第 i 个神经元的阈值。

设竞争层第 k 个神经元为获胜神经元，则应满足要求

$$n_k^1 = \max(n_i^1)$$

其中，$i = 1, 2, \cdots, S^1, k \in [1, S^1]$。

(3) 权值、阈值更新

获胜神经元 k 对应的权值和阈值分别按照 $IW_k^{1,1} = IW_k^{1,1} + a(p - IW_k^{1,1})$，$b^1 = e^{1 - \log[(1-\beta)e^{1 - \log(b^1)} + \beta \times a^1]}$ 进行修正，其余神经元的权值和阈值保持不变。其中，$IW_k^{1,1}$ 为 $IW^{1,1}$ 的第 k 行，即表示与获胜神经元 k 对应的权值；a^1 为竞争层神经元的输出，即

$$a^1 = [a_1^1, a_2^1, \cdots, a_{S^1}^1]$$

其中，$a_i^1 = \{{1, i=k \atop 0, i \neq k}$，$i = 1, 2, \cdots, S^1$。

（4）迭代结束判断

若样本没有学习完，则再另外随机抽取一个样本，返回步骤(2)。若 $N < T$，令 $N = N + 1$，返回步骤(2)；否则，迭代结束。

6.1.4　数据处理

本次调查共发放问卷 992 份，回收问卷 417 份，剔除空白、未完成及年龄在 40 岁以下等无效问卷，完成筛选后有效问卷共 379 份。通过 SPSS 软件绘制样本温度数据盒状分布图，分析数据的分布情况(图 6-1-3)。结果表明，样本数据覆盖范围 30~52 ℃，具有较好的空间分布。四分位距为 9 ℃，占极差 40.91%，表明温度样本没有集中在某一区间内，而是分散分布在各温度区间，这保证了各区间内足够的样本数量。同时，中位数为 42 ℃，表明样本能够较好地覆盖高温热浪 35 ℃以上天气。通过基础性的描述性分析，说明数据能够用于高温热浪天气的热舒适度对居民情绪健康的影响研究。

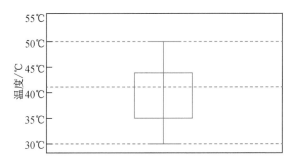

图 6-1-3　样本温度覆盖区间

根据调查问卷的记录时间，将问卷数据与相对应地点的同一时刻温度、湿度、风速数据相匹配，并计算得到舒适度指数，进而将舒适度指数划分为 1 的等间隔区间。利用 SPSS 的交叉表分析，得到不同程度的心烦、易怒、敌意、紧张四类因子占各温度区间的百分比。然后，将四类因子的影响程度百分比进行加权，得到各区间内因子的综合影响程度指标。进而对数据进行平滑处理，并将影响指标按最大值进行标准化。

6.2 舒适度对中老年情绪健康的响应机制分析

6.2.1 舒适度与负向情绪相关性分析

将舒适度、温度、湿度、风速与情绪因子进行相关系数分析,结果表明舒适度对心烦、敌意、易怒、紧张和综合负向情绪均有显著影响,通过 0.00 的信度检验(表 6-2-1)。舒适度对综合负向情绪的影响最大,对心烦、敌意、易怒、紧张等单因子同样具有显著相关性,相关性程度为心烦>易怒>敌意>紧张。舒适度主要影响因子是温度,其次是湿度和风速。温度对易怒的影响最大,其次是心烦;湿度与紧张无明显关系,对心烦、敌意、易怒具有负相关性;而风速则通过心烦,影响负向情绪。

表 6-2-1　舒适度对情绪健康因子的相关系数

因素	检验类型	心烦	敌意	易怒	紧张	综合情绪
大气温度/℃	皮尔逊相关性	.190**	.163**	.203**	.119**	.227**
	Sig.(双尾)	.000	.000	.000	.000	.000
大气湿度/%	皮尔逊相关性	−.038	−.075*	−.094**	.000	−.070*
	Sig.(双尾)	.242	.021	.004	.997	.034
风速/(m·s⁻¹)	皮尔逊相关性	.123**	.018	.041	−.011	.068*
	Sig.(双尾)	.000	.590	.209	.734	.037
舒适度	皮尔逊相关性	.219**	.171**	.208**	.153**	.252**
	Sig.(双尾)	.000	.000	.000	.000	.000

注:** 在 0.01 级别(双尾),相关性显著;* 在 0.05 级别(双尾),相关性显著。

负向情绪受影响程度,在年龄、性别类型上存在显著性差异。通过皮尔逊相关系数和卡方检验,分析舒适度与负向情绪 5 项指标的关系(表 6-2-2),结果表明年龄与心烦、易怒、综合情绪具有明显负相关性,这表明环境舒适性对心烦、易怒及其情绪总体特征影响具有年龄特征;而性别仅与心烦具有统计的显著相关性,表明环境的舒适性只在个别情绪因子具有性别特征,而负向情绪总体特征并无明显差异。

表 6-2-2　情绪因子与年龄、性别的相关性

因素	检验类型	心烦	敌意	易怒	紧张	综合情绪
年龄	皮尔逊相关性	$-.137^{**}$	-0.083	$-.095^{*}$	-0.037	$-.124^{**}$
	Sig.（双尾）	0.001	0.051	0.026	0.383	0.004
性别	皮尔逊卡方	12.440	5.754	5.375	4.471	10.488
	Sig.（双尾）	$.014^{*}$	.218	.251	.346	.726

注：** 在 0.01 级别（双尾），相关性显著；* 在 0.05 级别（双尾），相关性显著。

6.2.2　舒适度对综合负向情绪的影响

（1）舒适度与综合负向情绪的曲线关系

舒适度对负向情绪的综合影响，是心烦、易怒、紧张、敌意在个体的综合过程，因此本章将四因子进行叠加，分析舒适度对情绪健康的综合影响。结果表明，舒适度对负向情绪的综合影响的回归方程为：

$$f(x)=9.787\times10^{-5}x^3-0.028x^2+2.59x-80.7$$

其中，R^2 为 0.98，RMSE 为 0.01。回归方程显示（图 6-2-1），舒适度指数越高，负向情绪越严重。

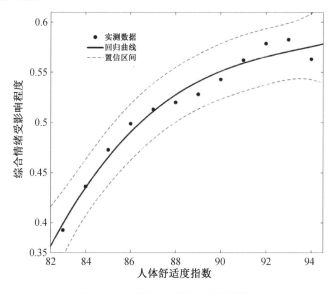

图 6-2-1　舒适度对综合情绪的影响

环境舒适性对综合情绪的影响,在不同年龄段中存在差异(图 6-2-2)。年龄在 40~49 区间的人,综合情绪平均值为 1.7,在受影响最严重区间的比例远高于其他年龄段。年龄在 50~59、60~69 及 80 岁及以上区间的人,综合情绪平均值分别为 1.5、1.4、1.3。较 40~49 年龄区间的人,综合情绪有阶梯式下降趋势。70~79 年龄区间的人,综合情绪平均值较 60~69 年龄区间的人并无明显下降趋势,且这一现象在心烦、易怒、敌意、紧张四种情绪中均有体现,具体原因有待于后续研究。总体而言,随年龄增长,人的平均耐热性增强,由环境所引起的情绪波动通常更为微弱。这可能是因为随年龄增长,一方面人的生理和心理应激反应减弱,另一方面,人的阅历也更加丰富,心境逐渐平静,更易适应环境的变化。

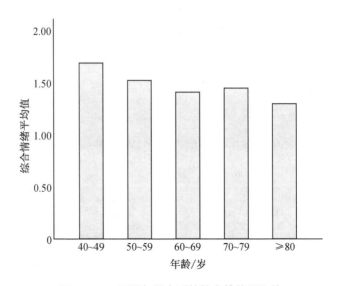

图 6-2-2　不同年龄人群的综合情绪平均值

环境舒适性对综合情绪的影响,在不同性别中存在差异(表 6-2-3)。总体而言,女性的综合情绪平均值略高于男性。在不受影响的等级,男性较女性有更大比例。综合情绪中等等级,男女比例大致相当。在综合情绪高等级,女性占更大比例。相较于男性,女性对于环境舒适性变化表现出更复杂的情绪反应,说明女性耐热性更差,随环境舒适度指数降低,更易产生负面情绪。

(2) 综合情绪受影响的神经网络分类

心烦、易怒、敌意、紧张等情绪因子,受个体所处社会、生态与物理环境的影响。在负向情绪组成方面,不同的人会对温度环境的应激反应产生不同的类型

表 6-2-3　综合情绪与性别交叉分析

综合情绪受影响程度		1	1.25	1.5	1.75	2	2.25	2.5	2.75	3	3.25	3.5	3.75	4	4.25	5.0
女性	人数/个	103	45	39	21	12	8	5	3	4	5	3	1	1	0	1
	占人数的百分	41	17.9	15.5	8.4	4.8	3.2	2.0	1.2	1.6	2.0	1.2	0.4	0.4	0.0	0.4
男性	人数/个	134	54	29	26	19	9	12	5	4	3	2	2	0	1	1
	占人数的百分比/%	44.5	17.9	9.6	8.6	6.3	3.0	4.0	1.7	1.3	1.0	0.7	0.7	0.0	0.3	20.3

组合。针对这一现象,在不设定任何前提条件下,采用无导师学习神经网络模型进行聚类分析,以分析综合情绪受影响的类型。模型参数设置如下:kohonenLR 权值的学习速率设置为 0.01,conscienceLR 阈值的学习速率设置为 0.001,采用随机权重规则对样本数据进行 500 次聚类运算(图 6-2-3)。

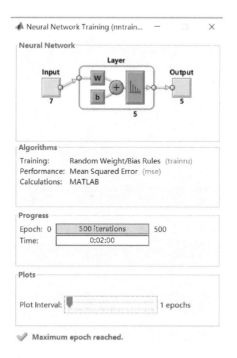

图 6-2-3　无导师学习神经网络模型

　　本研究中竞争型神经网络按照 Kohonen 学习规则,对获胜神经元的权值进行调整,通过输入向量进行神经元权值的调整。通过学习,那些最靠近输入向量的神经元权值向量得到修正,使之更靠近输入向量,其结果是获胜的神经元在下一次获胜的输入向量出现时,获胜的可能性会更大;而对于那些与输入向量相差很远的神经元权值向量,获胜的可能性变得很小。本研究通过大量调研数据的训练,在模型中具有相似输入向量的各类模式作为输入向量时,其对应神经元输出为 1,否则对应的神经元输出为 0。

　　利用竞争神经网络分类方法,在不考虑舒适度指数高低条件下,将负向情绪综合影响分为三种类型,其中类型一为不受影响,类型二为受影响较为微弱,类型三为受影响较为明显。图 6-2-4 所示,在不同年龄阶段三种类型略有差异。40～49 岁,类型一综合情绪值均小于 1.25,类型二值稳定在 1.5～1.75,并较少分布在 1.25～1.5、1.75～2,类型三值在 2～5;50～59 岁、60～69 岁类型一、类型二的分布规律与 40～49 岁类似,但类型三值在 2～3.75;70～79 岁,类型一的值均在 1,类型二的值均在 1.25～2,类型三的值均在 2.25～5;80 岁及以上,类型一的值均在 1,类型二值均在 1.25～2,类型三的值均在 2.75～3.25。这表明随着年龄的增长,70 岁以后三种类型界限划分更为明显,情绪表现更为稳定。这主要是随着年龄的增长人的阅历增加和生理机能降低,由热环境所引起的情绪波动通常更为微弱。

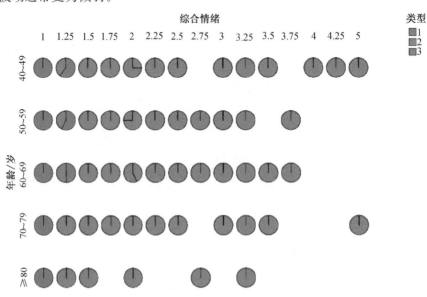

图 6-2-4　年龄对综合情绪影响的分类

6.2.3　舒适度与负向情绪单因子的关系分析

(1) 舒适度与心烦的关系

在不同的舒适度指数范围,舒适度与心烦具有明显的相关关系。通过 MAT-LAB 进行回归分析,发现三次曲线能够较好地拟合两者之间的关系,回归方程为:

$$f(x) = 0.000\,43x^3 - 0.118x^2 + 10.7x - 322.9$$

其中,R^2 为 0.96,RMSE 为 0.01。回归方程显示(图 6-2-5),随着温度升高,舒适度对心烦的影响呈阶段性变化:舒适度指数为 84～88,心烦影响程度迅速上升;舒适度指数为 88～94,心烦影响程度相对缓慢下降;舒适度指数为 94～95,心烦影响程度又缓慢上升。主要是因为:舒适度指数 84～88 时,人体对高温的调节能力能启动紧急预警机制,此时并未将高温列入危险因素,唤醒程度不高,因此处于心烦上升阶段;舒适度指数 88～94 时,人体体温调节机制进入二级预警阶段,人体开始自我保护,进入抵抗阶段,血液浅静脉扩展、血液循环健康、排汗量增多,将精力集中于应对外界的高温刺激,从而带来心理的心烦程度降低;舒适度指数 94～95 时,严重超出生理预警机制的温度有效调节范围,个体在应对高温中消耗大量的能量,机体无法恢复到平衡状态,个体将高温再次列入威胁,进入衰竭阶段,从而出现心烦的上升阶段。

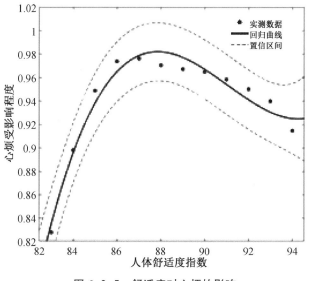

图 6-2-5　舒适度对心烦的影响

舒适度对心烦的影响存在显著性别、年龄差异。男性呈现出 M 形特征（表6-2-4），在不影响和影响最严重的等级下，男性所占比例均高于女性。这说明面对恶化的环境舒适性，女性较男性更为容易呈现出心烦的特征，环境不舒适性初始更容易被女性捕捉。女性在心烦指数低程度，较男性具有更大的比例；在中等程度，男女比例大致相当。不同年龄阶段，环境不舒适性的心烦也具有差异。分析结果表明，随着年龄的增长，心烦指数下降（图6-2-6）。这主要与个体经历相关，年龄越大越具有丰富的自然和社会经验，更容易调整个体状态适应背景环境应激，从而表现为较低的心烦指数。

表 6-2-4　不同性别人群心烦程度下的舒适度人数比例

心烦程度			1	2	3	4	5
性别	女性	人数/人	132	61	41	13	4
		占人数的百分比/%	52.6	24.3	16.3	5.2	1.6
	男性	人数/人	171	51	46	13	20
		占人数的百分比/%	56.8	16.9	15.3	4.3	6.6

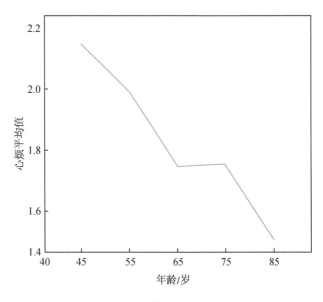

图 6-2-6　不同年龄阶段的心烦指数

(2) 舒适度与易怒的关系

舒适度与易怒具有明显的相关关系。分析表明三次曲线能够较好地拟合两

者关系,回归方程为:

$$f(x) = -0.000\,47x^3 + 0.122x^2 - 10.58x + 305.6$$

其中,R^2 为 0.98,RMSE 为 0.02。回归方程显示(图 6-2-7),舒适度指数为83~93,随着舒适度指数升高,对易怒的影响程度呈持续上升趋势;舒适度指数为 93~95,影响程度较缓慢下降。主要原因是:舒适度指数为 83~93,随着舒适度指数升高,高温对人体危险性增加,唤醒强度也在持续增加,应对外界高温环境刺激的投入逐渐增多,此时人体会处于"易激怒状态",稍不顺心就容易上火发怒,有的人还会失去情绪控制;舒适度指数为 93~95,超出生理预警机制的温度有效调节范围,机体无法恢复到平衡状态,只想逃离热环境,使得易怒逐渐减少。

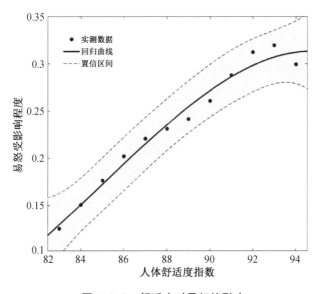

图 6-2-7　舒适度对易怒的影响

在不同年龄阶段,舒适度对易怒的影响程度具有较大差异。利用不同年龄阶段舒适度对易怒的影响程度指数,绘制成两者的变化趋势折线图。由图可知(图 6-2-8),总体上随着年龄增长,易怒指数逐步下降,下降约 35%。60~79 岁,随着曲线下降趋势发生逆转,较 40~60 岁略有上升;75 岁后又迅速下降。

(3) 舒适度与敌意的关系

舒适度与敌意具有明显的相关关系。分析表明三次曲线能够较好地拟合两

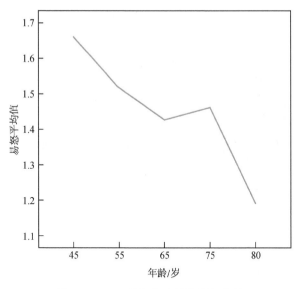

图 6-2-8　不同年龄阶段的易怒指数

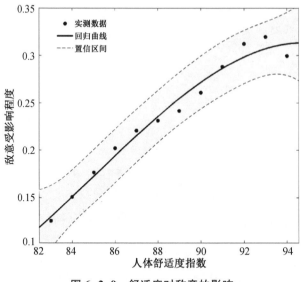

图 6-2-9　舒适度对敌意的影响

者之间的关系,回归方程为:

$$f(x) = -0.000\,076\,8x^3 + 0.02x^2 - 1.65x + 45.55$$

其中,R^2 为 0.98,RMSE 为 0.01。回归方程显示(图 6-2-9),随着舒适度指数的升高,对敌意的影响程度呈持续上升趋势:舒适度指数为 83～93,影响程度迅速上升,舒适度指数为 93~95,影响程度趋向平稳。主要原因是:随着舒适度指数升高,个体将越来越多的体力与精力集中于应对环境高温的调节,因此对外界环境干扰刺激的敌意就逐渐增强。

(4) 舒适度与紧张的关系

舒适度与紧张具有明显的正相关关系。回归分析表明三次曲线能够较好地拟合两者之间的关系,回归方程为:

$$f(x) = 0.000\,5x^3 - 0.134x^2 + 11.89x - 351$$

其中,R^2 为 0.96,RMSE 为 0.01。回归方程显示(图 6-2-10),随着舒适度指数的升高,对紧张的影响呈阶段性变化:舒适度指数为 83~86,影响程度迅速上升;舒适度指数为 86~91,影响程度处于平稳状态;舒适度指数为 91~95,影响程度缓慢上升。主要是因为:随着舒适度指数的升高,人体的不舒适程度在增加,情绪唤醒程度提升,并与高温带来的不愉快维度的复合叠加,导致情绪的紧张状态;而随着人体对高温的预警机制的启动,个体将集中于应对高温环境刺激,紧张情绪进入平稳阶段;随着舒适度指数的继续升高,人体无法应对新的更高温环境不舒适刺激,紧张情绪会再次攀升。

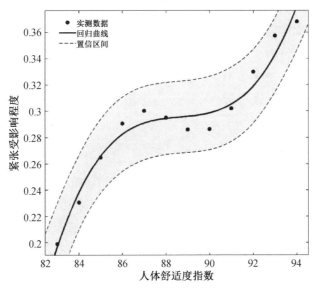

图 6-2-10　舒适度对紧张的影响

(5) 舒适度对负向情绪因子影响差异

将舒适度对不同负向情绪因子的影响进行对比分析,发现不同因子受舒适度影响程度存在较大差异,依次为心烦>易怒>紧张>敌意(图6-2-11)。高温对心烦、易怒和紧张的影响呈起伏波动,敌意呈单调递增。原因是高温环境对人体的影响是多层次且逐层增强的;人体进入到高温环境中,首先心理层次的应激反应往往敏感于其他层次,在不能很快适应的情况下,个体会通过心烦、焦虑的情绪对环境产生热应激。当过高或过长时间高温暴露引发许多不良的身心反应,一旦超过人体的心理承受程度,则会表现出冲动易怒。

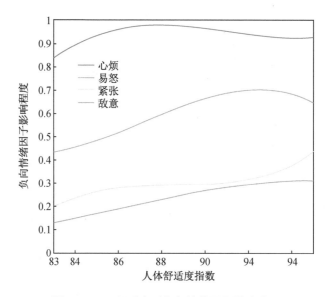

图6-2-11 舒适度对负向情绪因子影响差异

6.3 讨论

本研究采用心理学的直接问卷调查法分析高温热浪环境下舒适度对情绪健康的影响,这便于实时获取高温环境下真实情绪状态和强度,避免了访谈的时间滞后误差。正负性情绪量表包含20个因子,被试者需要长时间停留和访谈。由于人群在高温下停留时间较短,过多问题会导致问卷拒绝率高,因此问卷仅简化为四个因子。因子来源于正负性情绪量表的负向情绪条目,从量表中筛选出四个与舒适度及环境影响联系紧密的因子,包括易怒、心烦、敌意、紧张,剔除内疚、羞愧、害怕等关系不密切的因子。

在心理学研究中四个等级可作为连续变量,本章采用四个级别,再经过标准化后处理的情绪数据,确保属于连续的变量。研究表明环境舒适度,对情绪影响存在较为明显人群分布特征。四个情绪因子之间的组合关系所形成的类型特征难以人为判断,可以通过竞争型神经网络进行较为适宜的分类,区分舒适度对人的情绪健康影响关系。但是,竞争神经网络的分类性能与权值和阈值有关,目前还没有有效的方法对各种因素的影响进行评判。因此,本研究仅根据经验和MATLAB工具算法推荐,进行较小学习率和阈值的不断尝试,从而得出分类,再结合实践观察和理论知识,至于是否存在其他的规律特征分类,目前尚未发现。

本研究分析中老年人群大概率的普遍规律,结果表明舒适度对 40 岁以上年龄组人群情绪健康的影响具有普遍规律,但 65 岁以上年龄组,情绪因子受舒适度影响的规律更加突出,部分曲线会出现滞后现象。该研究为背景环境对特定脆弱人群的总体普遍规律特征研究,而对于特定影响因子会加重或减弱该背景应激的情绪反应强度的影响,本章仅探讨了性别和年龄两种因子,经济条件、教育程度、工作状态等未作论述。

6.4　本章小结

(1)高温热浪天气,环境舒适度对中老年人情绪健康具有显著影响,在不同年龄、性别中存在明显差异,综合负向情绪及因子的影响程度随舒适度指数升高总体呈上升的特征。

(2)舒适度对负向情绪因子分为不受影响、影响较微弱、影响较明显三种类型,不同类型具有不同的情绪状态,随着年龄增长,分类越趋于稳定。

(3)舒适度指数与负向情绪因子的影响程度,存在明显曲线类型差异,影响程度大小顺序为心烦>易怒>紧张>敌意。

(4)随着舒适度指数的升高,情绪因子的受影响程度呈现阶段性的变化。高温对心烦、易怒和紧张的影响呈起伏波动,敌意呈单调递增趋势。

第7章
城市热岛对居民健康影响的空间演化过程分析

　　随着全球气候变暖与极端天气事件频发,对人类健康带来了一系列的影响,对城市居民的影响尤为严重。预计到 2050 年,全世界将有 62.52 亿人生活在城市,约占世界人口的 68%。其中由于气候变暖和城市热岛(Urban Heat Island,UHI)叠加导致的温度升高对城市居民健康危害极大,直接或间接的影响增加了多种疾病的发病和死亡,严重危及人类健康,中国 272 个城市 2013—2015 年不同疾病死亡率的研究发现,由于气温导致的呼吸系统疾病(J 00 - J 99)和心血管疾病(I 00 - I 99)死亡的归因风险分别为 10.57% 和 17.48%。温度升高会显著降低幸福感,与 10~16 ℃ 范围内的温度相比,温度高于 21 ℃ 时可减少积极情绪,增加负面情绪以及疲劳。2016 年,中国政府推出《"健康中国 2030"规划纲要》,将健康中国确定为国家战略,提出实施健康城市、健康村镇的规划建设,划定环境健康高风险区域,开展环境污染对人群健康影响的评价,探究建立高风险区域重点项目健康风险评估制度。如何识别城市微气候的危害,进而优化绿地空间系统等布局,是当前研究的重点。

　　城市景观格局的时空分异特性在一定程度上形成了城市热岛效应,对其形成数量—质量—多维驱动的影响。城市热岛研究,以往集中于城市的空间分布特征、景观格局指数变化,未深入研究分析其对城市居民的健康影响。城市微气候是城市热岛效应与全球气候变化相互叠加的结果,与城市景观格局结构相结合,不仅影响舒适度,同时对居民的呼吸系统、心血管、精神状态等产生影响。目前仅有特大城市热岛对人体舒适度和呼吸系统疾病的典型时空格局影响研究,且侧重于生理舒适感或呼吸系统疾病等单因子,缺乏具有代表性疾病健康空间格局研究,需要进一步深入考虑热岛的生理与心理的综合健康危害,才能评估城市不同空间位置的健康风险。因此如何科学评价城市热岛对不同城市空间的居民健康影响,探索城市化过程中健康风险评估的城市内部空间演变特征,成为重要的理论与实践的科学问题。

基于此,本章采用生理与心理健康多因子,以呼吸系统疾病、心血管疾病和情绪健康三种疾病为指示评价分析城市热环境变化对健康的综合影响,评估城市热岛对居民健康的空间演化特征,旨在更加科学地进行城市热岛健康风险评估的研究,进而为城市绿地系统的规划改善措施提供前期基础研究。

7.1　研究现状

近年来,世界城市化不断加快,热岛强度和面积迅速扩张,导致了城市夏季温度不断上升,高温热浪的频率和周期时长增加,严重危害了居民的心理与身体健康。随着经济与社会的发展,通过空调被动式降温的局限日益凸显,而日益增多的城市户外公共活动又增加了高温暴露风险。中国天津、北京、重庆等特大城市夏季热岛严重,疾控数据也显示这些城市高温导致的健康问题日益突出,不仅严重影响了居民舒适度,同时对呼吸系统、循环系统、精神状态等产生了影响。

城市微气候是城市聚集效应产生的特殊气候现象,城市热岛效应是城市微气候的最典型热环境特征。热岛效应与全球气候变化相互叠加,凸显了城市热环境的恶化问题。自霍华德提出"城市热岛"的概念后,全球开展城市热岛研究已近 200 年,各国从不同空间、时间、层次、尺度等开展了广泛的城市热岛及其危害研究。热岛效应具有高度空间异质性,因此研究热岛的空间分布具有重要意义。赵全勇等利用景观格局指数,分析天津市城市热岛景观格局空间分布,研究发现热岛景观斑块总面积不断增加,各等级热岛景观呈组团式分布;黄亚平等利用多元线性回归模型揭示热岛空间分布格局,研究表明武汉主城区由内向外呈现"双 U"形热岛空间分布格局。这些研究集中于城市热岛的空间分布特征、演变趋势、内在驱动机制、热岛景观的结构与格局演变规律等问题。

世界卫生组织(WHO)提出健康环境是健康城市重要的组成部分,欧洲把健康城市规划和评估作为健康城市的重要组成部分。中国特大城市高密度特征,导致夏季高温对健康的危害很大,而由于空调的普及使得进一步适应性的潜能又非常小。因此,如何有效评价因热岛增加的热暴露对城市居民的健康影响及其在城市空间分布变化,将成为影响城市健康规划的关键基础研究问题。热暴露对城市居民的影响,除直接致死外,还能诱发呼吸系统、泌尿系统、循环系统、神经系统等多种系统疾病。黄焕春等人基于人体高温生理反应,探索了特大城市热岛对人体生理和舒适度的空间格局影响特征及对呼吸系统疾病的影响机理,研究表明城市热岛对人体舒适度及其呼吸系统疾病具有典型的格局——过程—功能的特征。但这些研究仅侧重生理舒适感或呼吸系统疾病等单因子,较少涉及热岛引起的身心综合健康危害及其空间格局的风险特征评价。

因此,本章将以北京市为例,采用气象站点、卫星影像、电子地图等数据,利用 GIS、遥感、空间热点探索技术,分析城市热岛对呼吸系统疾病、心血管疾病和情绪健康的影响,进行城市热岛健康风险评价及健康影响区划分的研究。

7.2 城市热岛对居民健康影响的测度指标系统构建

7.2.1 数据收集与处理

本章研究选取 1984 年、1991 年、1999 年、2017 年 Landsat 卫星影像,影像拍摄前两天内平均风速均小于 2.3 m/s,一天内均无降水。成像时刻研究区域无云遮盖,大气能见度高,成像条件较佳。气象数据主要通过北京 195 个气象站点和 3 个流动观测站点,气象站点均放置在周围建筑、植被、硬化地面、人工设施对热岛干扰较小的观测点。

首先,将遥感影像、城市规划专题图进行配准和几何精校正,将误差控制在一个像元内。然后,将气象站点数据、电子地图数据等,统一投影到 WGS_1984_UTM_50N 坐标系中保持数据的一致性。最后,利用 ArcGIS 软件建立数据库,对不同时期的数据进行空间叠加与提取分析。

7.2.2 健康影响评价

根据温度对身心健康的影响,本章选择三种指示性疾病,根据《国际疾病分类》第十版(ICD-10)选择分析影响最明显的呼吸系统疾病(J 00 - J 99)、心血管疾病(I 00 - I 99)和精神健康。其中精神健康采用涉及普通人群的情绪健康作为影响因子。城市热岛对人体健康的影响,采用严格的疾控中心分析数据和人体生理学意义的分级标准,保证分析的准确性。

(1) 呼吸系统疾病影响等级划分

城市温度变化会导致体温调节机制暂时发生障碍,体内热蓄积,引发呼吸系统疾病,极端温度下会导致病毒的活力增高,加剧呼吸系统疾病的发病或死亡。本研究以日平均温度 31 ℃作为城市热岛对北京呼吸系统疾病影响的阈值温度,温度每增加 1 ℃,呼吸系统疾病死亡率增加 25.3%,故将城市热岛对呼吸系统死亡率的影响划分为十个等级(如表 7-2-1)。

表 7-2-1　城市热岛对呼吸系统疾病死亡率、人体生理反应的影响等级划分

影响等级	温度/℃	死亡率增加/%	人体生理反应
一级	28～30	—	影响微弱
二级	>30～31	—	影响微弱
三级	>31～32	0～25.3	人体开始感到不适
四级	>32～33	>25.3～50.6	人体感到轻微不适
五级	>33～34.5	>50.6～88.55	人体感到很不舒适
六级	>34.5～35	>88.55～126.5	发病率提升
七级	>35～35.5	>126.5～164.45	发病率出现明显上升
八级	>35.5～36	>164.45～177.1	死亡率提高
九级	>36～36.5	>177.1～189.75	死亡率明显提高
十级	>36.5	>189.75	死亡率明显提高

（2）情绪健康影响等级划分

随着城市热岛效应增强,高温热浪灾害频繁发生,给城市居民带来了直接和间接的心理健康危害。依据相关文献,和本团队 2019 年 7、8 月的 386 份有效问卷分析结果,得出夏季高温对负向情绪因子的影响随着温度变化的程度曲线及其关键温度阈值而变化,本研究以日平均温度 28 ℃作为城市热岛对北京情绪健康影响的阈值温度,故将城市热岛对情绪健康的影响划分为十个等级(如表 7-2-2)。

表 7-2-2　城市热岛对情绪健康的影响等级划分

影响等级	温度/℃	情绪变化
一级	28～30	相对舒畅稳定
二级	>30～31	情绪开始受到波动
三级	>31～32	情绪受到波动
四级	>32～33	情绪受到波动
五级	>33～34.5	出现焦躁不安、易怒等情绪
六级	>34.5～35	出现焦躁不安、易怒等情绪
七级	>35～35.5	出现焦躁不安、易怒等情绪
八级	>35.5～36	人体会处于"易激惹状态"
九级	>36～36.5	躁动不安、叫骂、摔东西等情况会明显增多
十级	>36.5	打架斗殴、自杀等事件的发生概率高

(3) 心血管疾病影响等级划分

高温主要通过影响机体心脏功能,包括血压、血液黏度、胆固醇和心率,增加心血管疾病死亡率,随着气温升高,机体心率加快,心肌耗氧量增加,同时血液会从脏器加快扩散到皮肤表面,加重心脏和肺部负担,增加心血管疾病发病率。以日平均温度 28 ℃作为城市热岛对北京心血管疾病影响的阈值温度,每超过阈值温度 1 ℃,死亡率增加 7.2%,故将城市热岛对心血管疾病死亡率的影响划分为十个等级(如表 7-2-3)。

表 7-2-3　城市热岛对心血管疾病死亡率、人体生理反应的影响等级划分

影响等级	温度/℃	死亡率增加/%	人体生理反应
一级	26～28	—	影响微弱
二级	>28～29	0～7.2	人体开始感到轻微不适
三级	>29～30	>7.2～14.4	人体感到不适,此时生理表现为易出汗
四级	>30～31	>14.4～21.6	人体感到很不舒适,常见生理表现为大量出汗
五级	>31～32	>21.6～28.8	发病率提升
六级	>32～33	>28.8～36	发病率明显增加
七级	>33～34	>36～43.2	心跳加快,死亡率增加
八级	>34～35	>43.2～50.4	死亡率明显增加
九级	>35～36	>50.4～57.6	死亡率明显增加
十级	>36～37	>57.6～64.8	死亡率明显增加

7.2.3　气温反演

本研究采用大气校正法反演地表温度。首先,依据 NASA 的数据使用手册(landsat. usgs. gov/documents),进行辐射定标。然后,计算植被指数(Normalized Difference Vegetation Index, NDVI)及植被覆盖度。采用覃志豪提出的比辐射率计算方法计算出地表比辐射率。最后,计算出地表温度(T_L),公式为:

$$T_L = \frac{T}{1 + (\lambda T/\rho)\ln\varepsilon} - 273.15$$

式中,T_L 为地表温度,T 为开氏温度,λ 为 TM6 波段的中心波长(11.5 μm),$\rho =$

$h \times \dfrac{c}{\sigma} = 1.438 \times 10^{-2}\,\mathrm{K}$（其中，玻尔兹曼常数 $\sigma = 1.38 \times 10^{-23}\,\mathrm{J/K}$，普朗克常数 $h = 6.626 \times 10^{-34}\,\mathrm{J \cdot s}$，光速 $c = 2.998 \times 10^{8}\,\mathrm{m/s}$），$\varepsilon$ 表示地表比辐射率。

城市地表温度与上空一定距离的大气温度有协同变化的规律，地表温度与近地面 1.5 m 大气温度也有着密切的关系。利用 MATLAB 软件，将地表温度、NDVI 与日平均气温建立关系，发现具有较好的线性关系。拟合后的回归方程：

$$T_A = 4.31 + 0.167\,9T_L - 0.174\,7y$$

式中，T_A 为日平均气温，T_L 为地表温度，y 为 NDVI，回归方程具有很好的鲁棒性，R^2 为 0.95，RMSE 为 0.13。

7.2.4　层次分析法

层次分析法（Analytic Hierarchy Process，AHP）是指将一个复杂的多目标决策问题作为一个系统，将目标分解为多个准则或将目标分解为多影响因子或多指标的若干层次，然后用求解判断矩阵特征向量的办法，求得每一层次的各元素对于上一层次某元素的优先权重，采用加和的方法求出各层次对目标的影响，最终权重最大者为最优方案。层次分析法是目前评价多层次、多因素影响系统的常用方法。该方法适用于本章构建综合气候健康影响图。

采用 ArcGIS 软件分析对呼吸系统疾病、心血管疾病、情绪健康三种影响因子进行综合分析，根据各因子对城市热环境健康的影响确定其权重，最后通过叠加分析得出城市热环境综合气候健康影响图。计算公式为：

$$S = \sum_{i=1}^{n} W_i X_i$$

式中，S 为综合气候健康影响评价指数；W_i 为第 i 种评价因子的权重；X_i 为第 i 种评价因子的得分（无量纲）；n 为参与评价的因子数量。

7.2.5　空间自相关分析方法

空间自相关分析是研究空间模式变化的有效方法。其重点在于分析空间数据之间的相关关系，发现奇异观测值，揭示对象的空间联系、异质性空间模式变化，通过空间模式时间变化的研究能够揭示导致空间模式变化的驱动因子。研究采用 Getis－OrdG$_i^*$ 指数，识别城市增长过程中热岛对健康影响的空间热点，理解其空间演化的模式特征。

$$G_i^* = \frac{\sum\limits_{j=1}^{n} w_{ij} x_j - \dfrac{\sum\limits_{j=1}^{n} x_j}{n} \sum\limits_{j=1}^{n} w_{ij}}{\sqrt{\dfrac{\sum\limits_{j=1}^{n} x_j^2 - (\overline{X})^2}{n}} \sqrt{\dfrac{n \sum\limits_{j=1}^{n} w_{ij}^2 - \sum\limits_{j=1}^{n} w_{ij}}{n-1}}}$$

其中，x_j 是要素 j 的属性值，w_{ij} 是要素 i 和 j 之间的空间权重，n 为要素总数。Getis-OrdG$_i^*$ 的空间相关性计算结果，采用 $|z| > 1.96$、显著水平 $p < 0.05$、置信度水平 95% 的统计显著性检验标准，以确定是否存在空间集聚和空间结构，证明某些基础空间过程在发挥作用。

7.3　北京市热岛效应研究结果分析

北京市（39°24″—41°36″ N，115°42″—117°24″ E）位于华北平原北部，属典型的暖温带半湿润大陆性季风气候地带，夏季高温多雨，冬季干燥寒冷，年平均气温 13.6 ℃。2019 年末全市常住人口 2 153.6 万人，城镇人口 1 865 万人，城镇化率 86.6%。

北京市作为中国的首都、直辖市，是京津冀城市群中心城市，居中国百强城市、中国城市综合发展指标、国家中心城市指数、城市产业竞争力指数第一位，作为国际化大都市，在过去三十年间城镇化进程一直保持高效状态，由此产生的热岛效应和健康空间影响变化具有典型代表性。因此本章选取北京市六环以内为研究区域，总面积 2 267 km^2，如图 7-3-1 所示。

7.3.1　呼吸系统疾病影响分析

依据城市热岛对呼吸系统疾病影响划分标准，图 7-3-2 表示在 1984—2017 年四个时期的影响等级分布，表 7-3-1 表明，北京市热岛对呼吸系统疾病的影响面积呈现迅速发展态势，影响等级不断增大，高影响等级面积不断扩张。1984—1991 年呼吸系统疾病受影响等级主要是 1~2 级，1999—2017 年受影响等级由 1~3 级升高到 4~6 级，且由城市中心区向外围逐步扩大，具有中心城区集中、外围呈分块组团分布的空间特征。

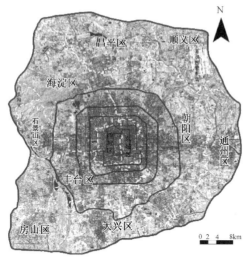

审图号：京S(2019)032号

北京市规划和自然资源委员会
北京市民政局

图 7-3-1　研究区域

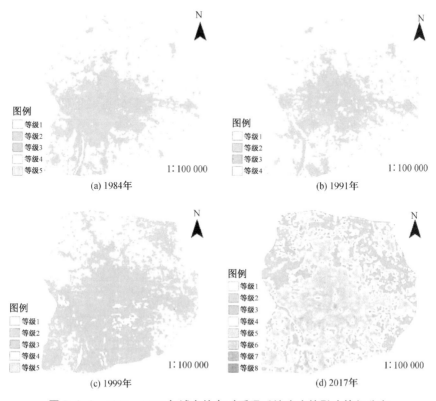

图 7-3-2　1984—2017 年城市热岛对呼吸系统疾病的影响等级分布

表 7-3-1　城市热岛对呼吸系统疾病影响的面积及比例

年份	面积与比例	影响等级							
		1	2	3	4	5	6	7	8
1984 年	面积/km²	1 443.02	614.09	200.80	10.52	0.08	—	—	—
	比例/%	63.61	27.07	8.85	0.46	0.004	—	—	—
1991 年	面积/km²	69.17	21.92	8.61	0.30	—	—	—	—
	比例/%	69.17	21.92	8.61	0.30	—	—	—	—
1999 年	面积/km²	808.41	854.75	547.11	58.06	0.19	—	—	—
	比例/%	35.64	37.68	24.12	2.56	0.01	—	—	—
2017 年	面积/km²	9.08	142.01	485.70	688.12	670.70	258.88	12.30	0.18
	比例/%	0.40	6.26	21.43	30.35	29.59	11.42	0.54	0.01

7.3.2　情绪健康影响分析

依据城市热岛对情绪健康的影响划分标准,评价 1984—2017 年四个时期的城市空间影响(表 7-3-2,图 7-3-3)。结果表明,北京市热岛对情绪健康的影响面积呈恶化趋势,影响等级不断增大,高影响等级面积不断扩大。1984—1991年情绪健康影响等级主要是 4～5 级,1999—2017 年受影响等级由 4～5 级升高到 5～7 级,且由城市中心区向外围逐步扩大,高等级影响区在中心城区呈大面积的斑块集中、外围呈现高密度的小斑块集中。

表 7-3-2　城市热岛对情绪健康的影响面积大小

年份	面积与比例	影响等级							
		3	4	5	6	7	8	9	10
1984 年	面积/km²	0.27	1 723.49	541.76	3.00	—	—	—	—
	比例/%	0.01	75.97	23.88	0.13	—	—	—	—
1991 年	面积/km²	51.71	1 777.10	439.36	0.35	—	—	—	—
	比例/%	2.28	78.34	19.37	0.02	—	—	—	—
1999 年	面积/km²	1.21	1 172.99	1 084.59	9.73	—	—	—	—
	比例/%	0.05	51.71	47.81	0.43	—	—	—	—
2017 年	面积/km²	—	38.20	862.21	707.88	556.30	99.95	2.38	0.04
	比例/%	—	1.69	38.03	31.23	24.54	4.41	0.10	0.002

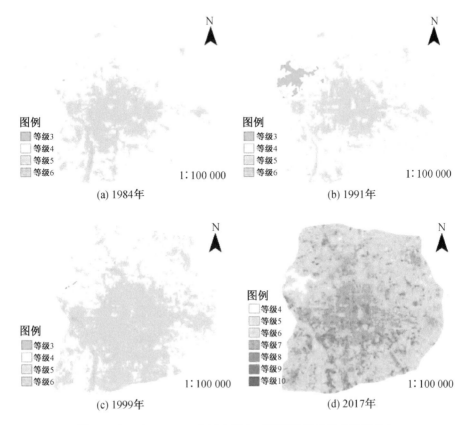

图 7-3-3　1984—2017 年城市热岛对情绪健康的影响等级分布

7.3.3　心血管疾病影响分析

依据城市热岛对心血管疾病的影响划分标准,评价 1984—2017 年四个时期的城市空间影响(图 7-3-4,表 7-3-3)。结果表明,北京市热岛对情绪健康的影响面积迅速扩大,但影响等级略有上升。1984—1999 年心血管疾病的影响等级主要是 6～7 级,且主要分布在城市中心区域。2017 年受影响等级略升高到 7～8 级,且由城市中心区向外围逐步扩大,高等级影响区在中心城区集中、外围呈较大面积的斑块集中。

7.3.4　综合气候健康影响分析

将呼吸系统疾病(0.18)、心血管疾病(0.12)、情绪(0.70)三种影响因子进行叠加,生成 1984—2017 年城市热环境健康气候影响图(如图 7-3-5)。结果表

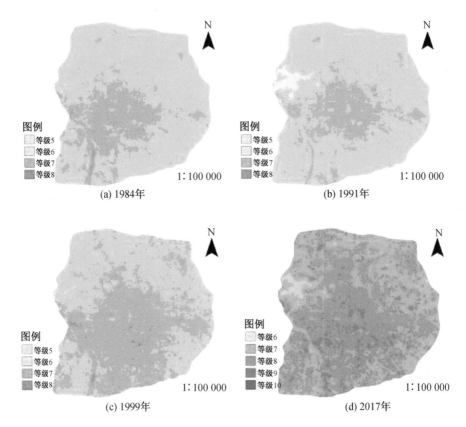

图 7-3-4 1984—2017 年城市热岛对心血管疾病的影响等级分布

表 7-3-3 城市热岛对心血管疾病的影响面积大小

年份	面积与比例	影响等级					
		5	6	7	8	9	10
1984 年	面积/km²	0.27	1 723.49	541.76	3.00	—	—
	比例/%	0.01	75.97	23.88	0.13	—	—
1991 年	面积/km²	51.71	1 777.10	439.36	0.35	—	—
	比例/%	2.28	78.34	19.37	0.02	—	—
1999 年	面积/km²	1.21	1 172.99	1 084.59	9.73	—	—
	比例/%	0.05	51.71	47.81	0.43	—	—
2017 年	面积/km²	—	38.20	862.21	1 264.18	102.33	0.04
	比例/%	—	1.69	38.03	55.77	4.51	0.002

明,影响区域总体呈风扇状,严重危害区总体较为稳定,健康危害较大的位于东西城区;危害较小的位于房山区、顺义区周边的奥林匹克公园、北京园博园、圆明园等公园周边。其中危害较低的1、2、3等级呈破碎化趋势,且面积有所减小;危害较高的7、8、9、10等级在中心城区不断集聚,逐渐向周边地区蔓延,影响面积不断增大。

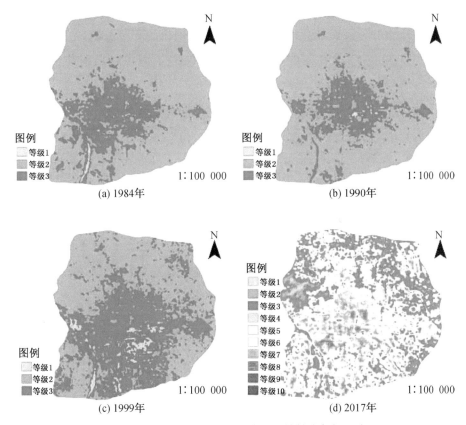

图 7-3-5　1984—2017 年城市热环境健康气候影响

7.3.5　景观格局指数分析

景观格局指数包括斑块水平、类型水平和景观水平三种类型。其中类型水平指数用于分析各类型斑块的数量和结构,景观水平指数用于描述研究区域的全局特征。根据本章的研究区特性,在类型水平上选择斑块密度(Patch Density,PD)、连通性(Connectance Index,CONNECT)指数,在景观水平上选取多样性(Shannon's Diversity Index,SHDI)、蔓延度(Contagion Index,CONT-

AG)指数。

(1) 景观格局的类型水平变化

斑块密度 PD 指数是描述斑块破碎化的指标。1984—2017 年北京 PD 指数变化如表 7-3-4 所示。1984—2017 年,总体呈上升态势,说明三种指示疾病和综合气候健康指数的各等级影响区的破碎化明显,在城市空间中呈分散式分布,分布更加扩散、均匀。1999—2017 年,影响区斑块破碎化加剧,主要与高密度城市开发和绿地公园建设密切相关。城市的片区组团开发形成了新的健康高危害区,绿地公园建设形成的冷源改善了城市热岛对居民健康的影响。

表 7-3-4　1984—2017 年北京 PD 指数变化

影响等级	呼吸系统疾病				情绪健康				心血管疾病				综合气候健康			
	1984年	1991年	1999年	2017年	1984年	1991年	1999年	2017年	1984年	1991年	1999年	2017年	1984年	1991年	1999年	2017年
1	0.04	0.04	0.09	0.13									0.03	0.02	0.08	0.13
2	0.12	0.13	0.13	0.12									0.07	0.08	0.12	0.14
3	0.05	0.04	0.10	0.13	0.03	0.03	0.08						0.01	0.01	0.05	0.12
4	0.01	0.01	0.05	0.08	0.07	0.08	0.12	0.10								0.17
5	0		0	0.16	0	0	0	0.12	0.03	0.03	0.08					0.16
6				0.04	0	0	0.02	0.16	0.07	0.08	0.12	0.10				0.13
7				0				0.13	0	0	0	0.07				0.01
8				0				0.01	0	0	0.02	0.13				0.01
9								0.01			0.01					0
10								0			0					0

1984—2017 年北京连通性 CONNECT 指数变化表 7-3-5 所示,指标数值偏低,且总体呈下降态势,说明斑块连通度较低,断裂不成系统。但三种指示疾病及综合气候健康指标的低等级影响区的数值相对较大,连通性偏高,呈集聚状态;中等级影响先下降后上升,说明在 1984—1999 年空间分布上较为分散,在 1999—2017 年开始集聚;2017 年出现高影响区,但其连通性较小,城市热岛对三种指示疾病的影响较为严重的区域呈点状式分布。

表 7-3-5　1984—2017 年北京 CONNECT 指数变化

影响等级	呼吸系统疾病				情绪健康				心血管疾病				综合气候健康			
	1984年	1991年	1999年	2017年	1984年	1991年	1999年	2017年	1984年	1991年	1999年	2017年	1984年	1991年	1999年	2017年
1	1.23	1.39	0.57	0.35									1.30	1.49	0.43	0.36
2	0.27	0.28	0.43	0.55									0.53	0.50	0.38	0.43
3	0.54	0.64	0.61	0.41	1.33	1.44	0.43						3.56	0.62	0.59	0.56
4	3.56	0.62	0.59	0.33	0.53	0.50	0.38	0.57								0.26
5	100		0	0.21	0	5.45	30.00	0.56	1.33	1.44	0.43					0.21
6				0.32	20.00	10.00	1.43	0.26	0.53	0.50	0.38	0.57				0.17
7			0		0.17	0	5.45				30.00	0.89				1.38
8				7.14	1.38	20.00	10.00	1.43				0.17				0.40
9								0.40			1.38					0
10								0			0					7.14

（2）景观格局的景观水平变化

1984—2017 年北京多样性 SHDI 指数变化如图 7-3-6 所示。1984—1991 年略有下降，1991—1999 年呈现小幅上升，1999—2017 年明显上升，总体均呈上升态势，这表明城市热岛对三种疾病影响的复杂程度不断增加，斑块类型丰富，破碎化程度增高。由于北京在城市化建成区的迅速扩张，受影响区面积显著增大，并出现了新的高强度影响区，在空间上分布范围更加广泛，不同等级的影响

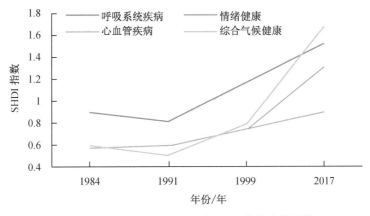

图 7-3-6　1984—2017 年北京 SHDI 指数变化曲线

区逐渐向整个城区扩张。

蔓延度 CONTAG 指数,是表征景观整体的凝聚程度。1984—2017 年北京
CONTAG 的指标变化如图 7-3-7 所示,指标总体下降明显,表明景观的破碎化程
度较高,影响区内部的连通性下降,各等级影响区从城市中心向外围郊区扩散。

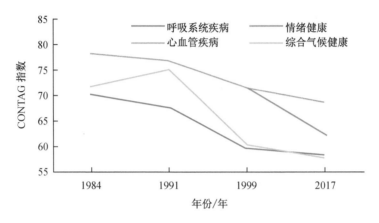

图 7-3-7　1984—2017 年北京 CONTAG 指数变化曲线

7.4　天津市热带效应研究结果分析

天津市主城区(图 7-4-1),位于 117°13′45″～117°18′50″E,39°4′25″～39°10′4″N,为
典型的半湿润大陆性季风气候,主要受季风环流的支配,是东亚季风盛行的地区,夏

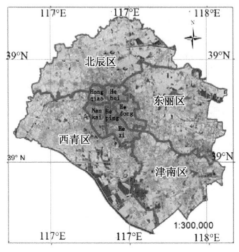

图 7-4-1　研究区域

半年太平洋副热带暖高压加强,以偏南风为主,气温高,降水也多。北京时间2008—2017年7、8月10:00—18:00,天津市最低温度为28.6 ℃,平均温度为30.2 ℃。

　　天津市是重要的全球亚太区域中心城市,是中国四个直辖市之一,也是中国三大城市群中的京津冀城市群的重要城市。在城市化的快速推进中,天津城市空间扩张具有典型性。20余年来,城市形态面积由1992年的280 km² 扩张到936 km²,研究区内人口密度高、产业集中,城市建筑也得到了更新,大量的多层、高层建筑相继替代了原来的低层高密度建筑(1~2层),由此产生的热岛效应和健康空间影响变化具有典型的代表性。

7.4.1　呼吸系统疾病影响分析

　　依据城市热岛对呼吸系统疾病影响等级划分标准,评价天津市1992—2018年四个时期的影响(图7-4-2)。结果表明,热岛对呼吸系统疾病的影响面积呈

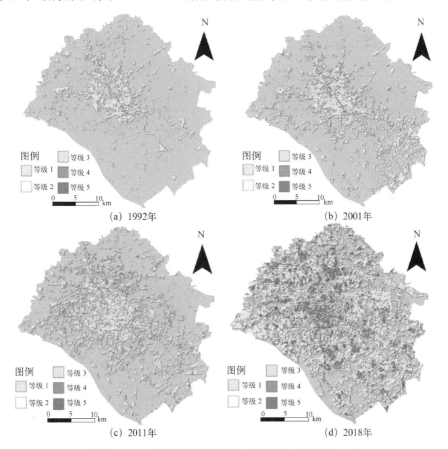

图 7-4-2　城市热岛对呼吸系统疾病的影响等级分布

现迅速扩大态势,最高影响等级升高且高影响等级面积不断扩张(表7-4-1)。1992—2011年呼吸系统疾病受影响等级主要是1级;2011—2018年受影响等级升高到2~4级,影响区由城市中心区向外围逐步扩大,具有中心城区集中、外围呈分块组团分布的空间特征。

表 7-4-1 城市热岛对呼吸系统疾病的影响面积大小

年份	面积与比例	影响等级				
		1	2	3	4	5
1992 年	面积/km²	1 822.19	216.976 5	41.319 9	0.077 4	—
	比例/%	87.58	10.43	1.99	0	—
2001 年	面积/km²	1 708.821	341.716 5	29.646	0.375 3	0.005 4
	比例/%	82.14	16.42	1.42	0.02	0
2011 年	面积/km²	1 471.626	504.549	100.782	3.492	0.115 2
	比例/%	70.73	24.25	4.84	0.17	0.01
2018 年	面积/km²	606.530 7	986.234 4	435.421 8	50.547 6	1.829 7
	比例/%	29.15	47.40	20.93	2.43	0.09

7.4.2 心血管疾病影响分析

依据城市热岛对心血管疾病的影响等级划分标准,评价天津市1992—2018年四个时期的城市健康空间影响(图7-4-3)。结果表明,热岛对心血管健康的影响面积迅速扩大,主要影响等级上升明显(表7-4-2)。空间上,由城市中心区

表 7-4-2 城市热岛对心血管疾病的影响面积大小

年份	面积与比例	影响等级							
		1	2	3	4	5	6	7	8
1992 年	面积/km²	3.366 9	1 191.815	627.008 4	216.976 5	41.319 9	0.077 4	—	—
	比例/%	0.16	57.29	30.14	10.43	1.99	0	—	—
2001 年	面积/km²	7.877 7	765.642 6	935.300 7	341.716 5	29.646	0.375 3	0.005 4	—
	比例/%	0.38	36.80	44.96	16.42	1.42	0.02	0	—
2011 年	面积/km²	0.158 4	339.366 6	1 132.101	504.549	100.782	3.492	0.115 2	—
	比例/%	0.01	16.31	54.41	24.25	4.84	0.17	0.01	—
2018 年	面积/km²	0.028 8	0.317 7	606.184 2	986.234 4	435.421 8	50.547 6	1.818 9	0.010 8
	比例/%	0	0.02	29.14	47.40	20.93	2.43	0.09	0

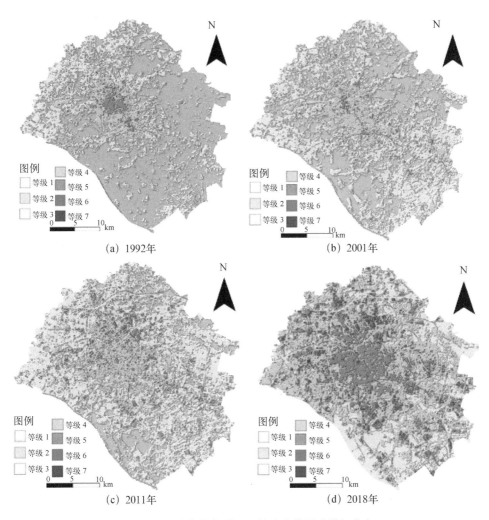

(a) 1992年　　　　　　　　(b) 2001年

(c) 2011年　　　　　　　　(d) 2018年

图 7-4-3　城市热岛对心血管疾病的影响等级分布

向外围逐步扩大,高等级影响区在中心城区集中、外围呈较大面积的斑块集中。
1992—2001 年心血管疾病的影响等级主要是 2～3 级,且主要分布在城市中心
区域;2001—2018 年受影响等级略升高到 4～5 级,影响范围向郊区大面积
扩展。

7.4.3　情绪健康影响分析

依据温度对情绪健康的影响划分等级标准,评价天津市 1992—2018 年四个

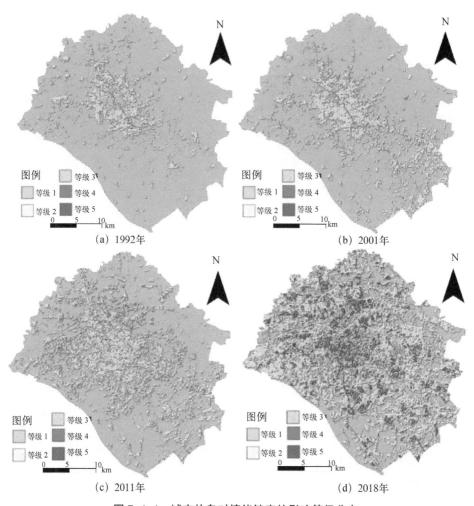

(a) 1992年

(b) 2001年

(c) 2011年

(d) 2018年

图 7-4-4　城市热岛对情绪健康的影响等级分布

时期的热岛对情绪健康的影响在城市空间的演化特征(图 7-4-4)。结果表明,热岛对情绪健康的影响呈恶化趋势,影响等级不断增大,高影响等级面积不断扩大;1992—2011 年情绪健康影响等级主要是 1 级,主要分布在城市外围区域,高影响等级较少且集中分布在中心区域;2011—2018 年受影响等级主要由 1 级升高到 2～4 级,影响区由城市中心向外围逐步扩大,在中心城区呈大面积的斑块集中、外围呈现高密度的小斑块分散分布(表 7-4-3)。

表 7-4-3　城市热岛对情绪健康的影响面积大小

年份	面积与比例	影响等级				
		1	2	3	4	5
1992 年	面积/km²	1 822.19	216.976 5	41.319 9	0.077 4	—
	比例/%	87.58	10.43	1.99	0	—
2001 年	面积/km²	1 708.821	341.716 5	29.646	0.375 3	0.005 4
	比例/%	82.14	16.42	1.42	0.02	0
2011 年	面积/km²	1 471.626	504.549	100.782	3.492	0.115 2
	比例/%	70.73	24.25	4.84	0.17	0.01
2018 年	面积/km²	606.530 7	935.551 8	364.874 4	171.777 6	1.829 7
	比例/%	29.15	44.97	17.54	8.26	0.09

7.4.4　综合气候健康影响分析

将热岛对呼吸系统疾病(0.18)、心血管疾病(0.12)、情绪健康(0.70)三种指示疾病的影响因子进行叠加,生成 1992—2018 年城市热岛对健康综合影响图(图 7-4-5)。结果表明,城市热岛对健康综合影响空间,由城市中心向外扩张,且被河流、带状绿地分割为大的斑块。低风险区呈圈层扩张模式,这主要是受城市形态迅速扩展的影响;中风险区,1992—2011 年空间格局由中心城区大面积集中转变为分散化和破碎化,2011—2018 年中心城区又出现大面积集中,郊区则呈现组团分布状态;高风险区和极高风险区,在城市外围呈岛状散布,主要集中在工业用地、大面积不透水硬化地面、高密度建筑区、商业中心。主要因为,工业区硬化地面多、建筑厂房采用玻璃幕墙,导致出现吸热多、升温高的现象;工业热源的排放,导致夏季温度更高;厂区的绿化相对较少,对热岛的降低作用非常有限。城区不同类型的下垫面对城市热环境产生明显影响,直接导致其温度场的明显高低差异,进而影响城市居民的健康状况。

7.4.5　气候健康影响综合热点分析

利用 ArcGIS 探索分析 1992—2018 年热岛对居民健康影响的空间恶化热点地区。由图 7-4-6 可知:1992—2001 年热岛对居民健康影响的空间区域主要集中在南部地区,这些区域主要是双港、大寺工业区、杨柳青镇;2001—2011 年热岛健康影响的恶化热点向郊区呈大面积斑块集中扩展的趋势,主要集中在西

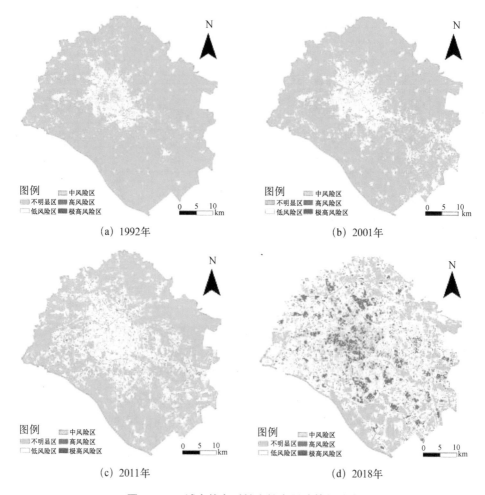

(a) 1992年　　　　　　　　　　　　(b) 2001年

(c) 2011年　　　　　　　　　　　　(d) 2018年

图 7-4-5　城市热岛对健康综合影响等级分布

青新城和重点开发的双街、高技术园区组团,主要与城市建设发展时序、城市规划引导、城市空间发展战略政策相关;2011—2018 年热岛健康影响的恶化集聚热点向城市的远郊小面积斑块扩张。

　　总体来看,天津市主城区三个典型时期的活跃方向有所差异,夏季热岛的健康影响空间的扩张具有阶段性,扩张热点由城市中心的四区向环绕城市中心的四区扩张,扩张斑块由大面积转变为小面积。这主要是因为,受快速城市化进程的影响,在过去的 20 多年城市扩张速度迅速,城市建设以大面积的开发为主;中心城区经济中心和城市服务等功能的不断完善与提高,生产功能有所降低,大型工业企业逐步外迁,使得中心城市的局部热岛强度降低,边缘热岛增加,导致城市中心边缘健康影响恶化严重。从 1995 年和 2006 年两版城市总体规划对城市空间的调节作用看,规划集中发展区均呈现较高的健康影响等级,特别是工业集中区域。

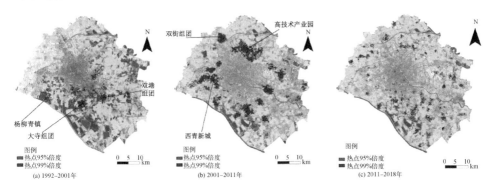

图 7-4-6 城市热岛对健康影响的空间热点分析

7.5 讨论

本研究选择呼吸系统疾病、心血管疾病和情绪健康三种指示类型疾病,对城市热岛健康影响的动态变化进行研究,能反映空间过程的演变特征。研究表明北京市热岛对呼吸系统疾病、心血管疾病和情绪健康的影响在空间分布上具有较强的异质性特征。随着城市化发展,热岛强度不断加大,城市建成区热环境不断恶化,严重影响居民身心健康。多项研究表明夏季高温与各种疾病死亡率以及情绪健康仍然存在高度相关性,所以优化城市绿地系统格局,减少夏季高温暴露,进一步提高居民生活健康,对健康城市规划与建设具有一定的案例研究支撑作用。

以往研究显示,高温对呼吸系统疾病、心血管疾病的发病率和死亡率以及情绪健康具有一定的影响。Almeida 等对波尔图和里斯本温暖季节(4~9 月)死亡率与气温相关关系的研究中发现,两地全死因死亡率随着日最高温每升高 1 ℃分别上升 3%(95%CI:2.0%~3.9%)和 5.6%(95%CI:4.6%~6.6%)。热暴露可能通过引起热应激和衰竭或者热敏生理过程进而降低情绪健康,增加自杀率,减少生活满意度。随着热岛强度的增大,城市热岛对三个指示疾病的影响不断加剧。2017 年前后北京市城市化进程发展迅速,六环内气温持续升高,人体机能和心脏功能受到严重影响,持续高温暴露易诱发疾病,增加额外死亡率。

景观格局是热岛对健康影响的空间表征,基于景观格局分析,结果表明城市热岛对三种指示疾病的影响在景观格局上呈破碎化趋势,低等级影响区连通性较高、呈集聚状态,高等级影响区呈组团状分布。这表明热岛对健康的影响存在景观—格局—过程特征,与其他学者采用景观破碎化和气象因素研究发现病媒传播疾病莱姆病发病率与区域景观破碎度和温度有较明显的相关性的案例形成相互佐证,说明采用景观格局指数研究城市热环境对疾病影响的空间过程演变存在方法的适用性。

城区不同下垫面类型对城市热环境有着较为明显影响,直接导致其温度区的明显高低差异,进而影响城市居民的不同类型的健康状况。研究从城市热环境的空间分异特征和健康影响标准划分的角度,分析热岛效应变化的健康影响,具有较强的理论与实践可行性。今后将继续深化研究,结合典型实证区域的城市内部景观和非城市景观分析其热岛景观特征,开展精细化尺度的健康影响研究分析。

7.6 本章小结

为了科学评价城市热岛对居民的健康风险,本章基于气象站点、卫星影像等多源数据,分析天津、北京城市热岛效应引起的呼吸系统、循环系统疾病和情绪健康影响的空间格局与过程,并对气候健康的空间热点变化进行了研究,得出了以下结论。

(1)热岛对居民生理和心理健康的影响不断增大,影响强度存在一定差异。在生理健康影响方面,心血管疾病影响偏大;涉及普通人群的心理健康影响面积升高明显,影响等级升高不明显。

(2)北京市热岛对呼吸系统、心血管疾病和情绪健康的影响不断增大,影响较为严重的区域主要集中于城市中心区域,三种疾病的影响面积分别扩大了2.74、4.10和4.09倍。

(3)北京景观格局呈破碎化趋势,低等级影响区连通性较高、呈集聚状态,高等级影响区呈组团状分布。

(4)天津市热岛对城市居民健康的综合危害程度和面积呈增加趋势;影响较为严重的区域主要集中于城市中心区域,其斑块分布呈现分散化和破碎化。

(5)健康危害的空间恶化热点模式变化具有阶段性,扩张热点由单一南部转向围绕城市中心,扩张热点由内向外扩张,扩张斑块由大面积转变为小面积。

　　本章通过选取三种指示疾病构建热岛效应对健康影响的评价体系,划定热岛对城市环境健康高风险区域,明确了热岛效应的健康综合影响评价,分析特大城市热岛健康影响的空间分异及演化特征,具有较强的理论与实践可行性。

第8章
高温暴露剂量测度及公共健康危害风险评估

全球气候变暖的背景下,我国近几十年来平均地表气温变暖幅度约为 1.3 ℃,高于全球或半球同期平均增温速率。夏季高温环境中的暴露,对人体健康具有严重影响,能够诱发呼吸系统疾病、心血管系统疾病和其他热相关疾病,增加过敏性疾病发病率。高温环境主要通过引起中暑等并发症对人体造成伤害,身体机能反馈表现为:汗腺分泌的汗液增多,汗液蒸发加速人体散热,此过程引起机体消耗大量的水分和盐分,增加血液浓稠度,全身小血管舒张,减少内脏血液灌注量,加重心血管负担。高温事件频发会导致城市资源紧张、交通事故频发,对人类生活产生诸多影响。炎热天气中,居民通勤行为使体温升高,更易疲惫,可造成中暑、死亡等急性事件。

国内外学者就环境与健康之间的关系展开了大量研究,关于高温环境与健康的关系,目前大多借助气象及医疗数据研究高温环境风险的机理与特征。如 Inostroza 等人基于地理信息系统、遥感系统等利用暴露性、敏感性、适应性三个指标建立高温热浪风险评估模型;Ma 等人对 2006—2011 年高温热浪期间 66 个县区的死亡率统计研究,发现高温热浪使得超额死亡率达到 5%。而研究通勤环境与健康的关系,主要通过衡量个体的生理指标或不同通勤方式下污染物的吸入剂量。Magda 等人分析了几千项研究,结果表明活跃上班族(步行和骑行)吸入污染物的剂量高于使用机动交通工具的人群。这些研究没有将通勤中的高温环境作为影响居民健康的重要因子。研究通勤中高温环境与健康的关系,探究城市中不同出行方式下高温暴露对公共健康的影响,评估不同城市空间中居民高温暴露剂量水平,才能合理应用于气候敏感性城市设计,有效地建立更加舒适的室外空间。

对于健康风险评估,在进行危害识别后,需要明确剂量—反应关系,为暴露评价和风险特征提供基础。高温环境已被确认为健康风险因子,而对高温暴露剂量评估相对不足,这成为暴露评价和风险特征确认的关键制约问题。因此本章以北京市六环以内地区为研究对象,利用遥感影像数据,结合建筑、交通、基础设施大数据,基于环境健康风险评估法,应用场景评价法对居民高温暴露剂量进行测量,继而研究北京市高温热浪天气,居民通勤高温暴露风险空间分布特征,以期对城市环境健康以及城市气候适应性设计产生重大作用。

8.1　高温暴露剂量测度和公共健康危害评价方法

8.1.1　研究区概况

北京是中国的政治中心、文化中心、国际交往中心、科技创新中心,被世界权威机构全球化与世界城市研究网络(Globalization and World Cities Study Group and Network,GaWC)评为世界一线城市。北京市地处华北平原西北边缘,坐落于 $115.7° \sim 117.4°$ E,$39.4° \sim 41.6°$ N,地形西北高东南低。夏季炎热多雨,年平均气温 13.6 ℃。城市的发展不仅受自然条件影响,还与人口数量和道路交通正相关。截至 2019 年末,北京全市常住人口 2 153.6 万,中心城区工作日出行总量为 3 893 万人次(含步行),同比增加 2.4%,其中步行出行量为 1 128 万人次,占全天出行量的 29.0%;自行车出行量为 462 万人次,占全天出行量的 11.9%;地铁出行量为 600 万人次,占全天出行量的 15.4%。就出行目的而言,中心城区通勤类出行占出行总量比例为 51.1%,绿色出行比例达 72.1%。本章选取北京作为超大城市的代表来研究(图 8-1-1),考虑到其中心城区人口拥挤、交通拥堵,潜在巨大的高温暴露风险。研究区总面积 2 500 km^2,涵盖东城区、西城区、朝阳区、海淀区、丰台区、石景山区、门头沟区东部、房山区东部、通州区西部、顺义区西南部、昌平区南部、大兴区北部。

8.1.2　数据来源

本章研究采用 Landsat 8 卫星影像数据,卫星影像由 USGS(美国地质勘探局)提供,成像时间为 2017 年 7 月 10 日 10:53,影像拍摄一天内均未降水,所选影像为晴天且风速小,大气能见度高,成像条件较好。遥感影像数据质量较高,利于地表温度反演。北京市交通调查数据,来源于北京市交通发展研究院发布的交通发展年度报告。

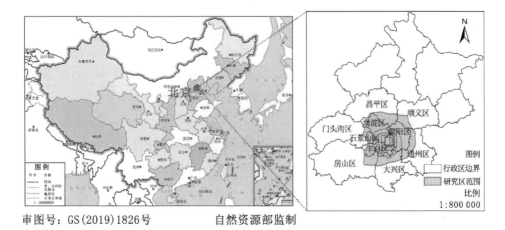

审图号：GS(2019)1826号　　　　　自然资源部监制

图 8-1-1　研究区域

8.1.3　数据处理

基于 Landsat 卫星影像反演地表温度的方式主要有单通道大气校正法、单通道算法、单窗算法和分裂窗算法，本章研究采用单通道大气校正法。

大气校正法基本原理是先估算大气对地表热辐射的影响，然后从卫星传感器所接收的热辐射总量中减去这部分影响，从而得到地表亮度温度值，再把亮度温度值转化为相应的地表温度，表达式如下：

$$T_s = K_2 / \ln(K_1 / B(T_s) + 1)$$

式中，T_s 为地表亮度温度值，单位为 K；K_1、K_2 均为传感器的定标常数，其数值可从影像的元数据中获取，其值分别为 $K_1 = 774.89 \text{W}/(\text{m}^2 \cdot \mu\text{m} \cdot \text{sr})$，$K_2 = 1\,231.08$ K；$B(T_s)$ 表示温度为 T_s 的黑体在热红外波段的辐射亮度，其计算公式如下：

$$B(T_s) = [L_\lambda - L_\uparrow - \tau(1 - \varepsilon)L_\downarrow] / \tau\varepsilon$$

式中，L_λ 表示卫星传感器接收到的热红外辐射亮度值；ε 表示地表比辐射率；τ 表示大气在热红外波段的透过率；$L_\downarrow$ 表示大气向下辐射亮度；$L_\uparrow$ 表示大气向上辐射亮度。τ、$L_\downarrow$ 和 $L_\uparrow$ 三个参数可通过 NASA(National Aeronautics and Space Administration)官网获取(http：//atmcorr. gsfc. nasa. gov/)，$\tau = 0.9$，$L_\downarrow = 1.37 \text{W}/(\text{m}^2 \cdot \mu\text{m} \cdot \text{sr})$，$L_\uparrow = 0.78 \text{W}/(\text{m}^2 \cdot \mu\text{m} \cdot \text{sr})$。

利用 MATLAB 软件,建立地表温度、NDVI 与日平均气温的回归方程:

$$T_A = 4.31 + 0.167\,9T_L - 0.174\,7y$$

式中,T_A 为日平均气温,T_L 为地表温度,y 为 NDVI,回归方程具有很好的鲁棒性,R^2 为 0.95,RMSE 为 0.13。

8.1.4　高温暴露剂量测度

本章高温暴露剂量水平采用环境暴露计算公式,分别对步行和自行车两种交通方式进行测度。首先,计算从建筑到地铁站点之间的通勤时间;然后,计算该时间段中每个测量点的温度累计暴露量;最后,依据北京市交通调查数据,综合考虑平均累计暴露温度、暴露时间、暴露频率,最终得到人群通过步行和自行车通勤的平均暴露水平。其计算公式如下:

$$ADD = C \times EF \times ED$$

式中,ADD 为高温环境的日均暴露剂量,℃·d;C 为地表温度,℃;EF 为暴露频率,d/min;ED 为暴露持续时间,min。

8.1.5　高温暴露相对风险评价

根据高温暴露剂量计算的数据结果,在 ArcGIS 中进行样条函数插值计算,得到研究区高温风险暴露地图。参考环境健康等级划分研究的通常做法,将北京市六环内的高温暴露风险分为五个等级,即无风险区、最小风险区、低风险区、中风险区、高风险区,将高温暴露水平划分为 1~5,见表 8-1-1。

表 8-1-1　高温暴露相对风险等级评价

ADD	暴露水平	风险区等级
<0.5	1	无风险区
0.5~1.5	2	最小风险区
>1.5~2.5	3	低风险区
>2.5~3.5	4	中风险区
>3.5	5	高风险区

8.2　高温暴露对公共健康危害的空间特征分析

8.2.1　高温空间分布特征

采用 Landsat 卫星影像进行气温反演,基于北京市 360 个气象站点数据建立回归方程,得到北京市 2017 年 7 月 10 日平均气温图(图 8-2-1)和各温度区间面积表(表 8-2-1)。由图 8-2-1 和表 8-2-1 可知,29～32 ℃高温面积、28～<29 ℃次高温面积、27～<28 ℃中温面积,分别占研究区面积的 14.4%、24.3%、25.7%,中高温区间面积大于低温区间。从空间格局分析,平均气温分布具有明显的空间层次结构,即高温区在城市中心集中分布、城市外围斑块状分布。受北京地形影响,西北部为山区,东南部为平原,植被覆盖和海拔高度对温度产生低温影响,因此高温区域位于城市中南部。受人口密度分布影响,城区向郊区人口分布密度呈逐渐下降趋势,人为热产生量呈现由中心向外衰减,导致高温集中分布在人口密集区域。

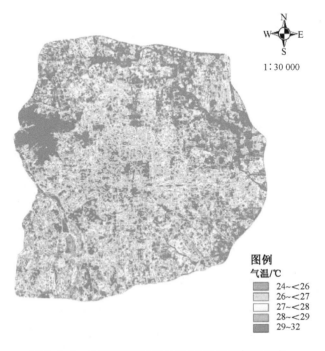

N
W　E
S

1 : 30 000

图例
气温/℃
24~<26
26~<27
27~<28
28~<29
29~32

图 8-2-1　北京市 2017 年 7 月 10 日平均气温分布

表 8-2-1　各温度区间面积

温度/ ℃	24～<26	26～<27	27～<28	28～<29	29～32
面积/ km²	320.58	570.97	642.65	606.28	359.52
百分比/%	12.8	22.8	25.7	24.3	14.4

8.2.2　高温暴露风险等级整体评价

　　步行与自行车的高温暴露风险区面积分析结果显示(图 8-2-2)，北京市六环内步行和自行车通勤分别有 67.57% 和 51.31% 的面积处于高温暴露风险区(低风险、中风险、高风险区)，其中步行和自行车高风险等级区面积为 68.44 km²、26.73 km²，分别占研究区面积的 33.57% 和 13.11%。步行(图 8-2-3)、自行车(图 8-2-4)平均暴露强度分布图显示：两种通勤方式整体暴露风险范围集中，主要分布在六环—五环内，高风险区由城市外围向城市中心逐渐减少。

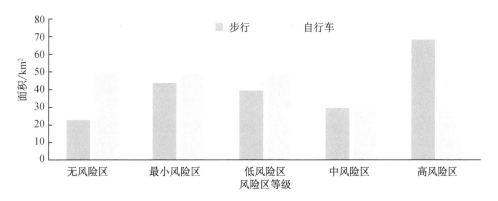

图 8-2-2　步行、自行车通勤各等级高温暴露风险区面积指标

　　中、高风险区沿地铁线呈放射状，最小风险区、低风险区沿地铁线呈星形放射状。步行通勤除高风险区外其他风险区分布较为均衡，自行车通勤多位于无风险区、最小风险区和低风险区。主要是由于五环内城市布局密集，城市环境中的高层建筑阴影和行道树具有良好的遮阴效应，同时城市中心区地铁站点布局密集，从而降低通勤高温暴露剂量水平等级；另外，同一温度环境下，城市中心区到达地铁站点所用的时间更短，因此居民高温暴露剂量水平较低。分析结果表明可以通过优化地铁站点布局、基础设施建设，降低居民高温暴露强度，提升城

市居民健康。

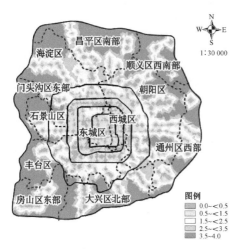

图 8-2-3　步行通勤平均暴露强度分布　　　图 8-2-4　自行车通勤平均暴露强度分布

8.2.3　通勤方式高温暴露风险比较

从步行和自行车的对比来看,步行高风险区面积占比较大,是自行车高风险区面积占比的 1.86 倍;而自行车的无风险区面积较步行占比大,其他风险区(最小风险区、低风险区、中风险区)两者面积占比较为接近。这是由于中心城区地铁覆盖率较高,自行车通勤到达地铁站点的距离和暴露时间相对步行较短,因此无风险区面积占比大。随着环线外延,地铁覆盖率较低,站点之间通勤距离较远,增加了居民在高温环境中的暴露时间,尤其是对于步行通勤,因此步行高风险区面积占比大(表 8-2-2)。

表 8-2-2　高温暴露风险区面积占比

区域	步行					自行车				
	无风险区	最小风险区	低风险区	中风险区	高风险区	无风险区	最小风险区	低风险区	中风险区	高风险区
六环—五环/%	6.23	12.36	18.25	17.47	45.68	14.08	19.80	28.78	18.76	18.58
五环—四环/%	13.02	31.00	34.61	13.31	8.06	31.82	41.27	20.65	6.24	0.01
四环—三环/%	33.04	55.07	10.06	1.83	0	67.52	28.77	3.70	0	0
三环—二环/%	34.45	64.70	0.86	0	0	74.99	23.98	1.03	0	0
二环内/%	33.36	66.64	0	0	0	73.76	25.17	1.07	0	0

　　步行在六环内的高温暴露风险面积占比显示(图 8-2-5)：六环—五环高风险区面积占比最大,为 45.68%,高风险区具体分布在位于六环范围内的昌平区南部、大兴区北部、房山区东部、门头沟区东部、石景山区、顺义区西南部,这些区都位于北京市城市外围,其中昌平区南部、门头沟区东部、石景山区、顺义区西南部自然山体环境丰富,地铁站点的设置具有一定的局限性,因此高温暴露水平较高;大兴区北部、房山区东部处于高风险区,与其规划范围有较大的关系,由于北京市城市建设发展迅速,城市环线之间相对面积不断扩大,与此同时,城市外围新增地铁站点,居民通勤范围扩大,尤其是六环—五环之间规划范围较其他环线出现猛增,为了保证地铁站在各区域内均匀分布,相邻站点之间距离较长,因此步行相较于自行车暴露时间更长,高温暴露水平较高。

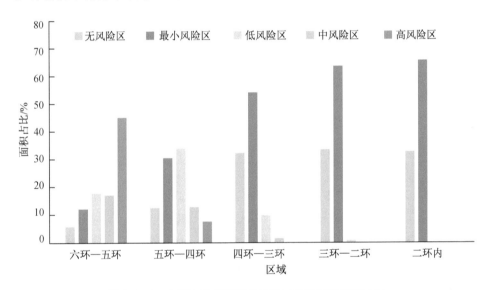

图 8-2-5　六环内步行通勤各风险区高温暴露面积占比

　　自行车在六环内的高温暴露风险面积占比显示(图 8-2-6)：三环—二环无风险区面积占比最大,为 74.99%;五环—四环最小风险区面积占比最大,为 41.27%;六环—五环低风险区面积占比最大,为 28.78%。这三类风险区主要分布在位于六环范围内的昌平区南部、朝阳区、大兴区北部、东城区、丰台区、海淀、顺义区西南部、通州区西部、西城区。其中东城区、西城区城市交通密集,地铁站点密度大,高温暴露时间短、暴露强度小,风险区等级低。而昌平区南部、朝阳区、丰台区、海淀区跨越六环—三环,从城市中心到城市外围,地铁覆盖率由密到疏,高风险、中风险区面积与最小风险、低风险、无风险区面积总和占比相差不大。分析结果表明地铁覆盖率是高温暴露强度的一个重要影响指标。

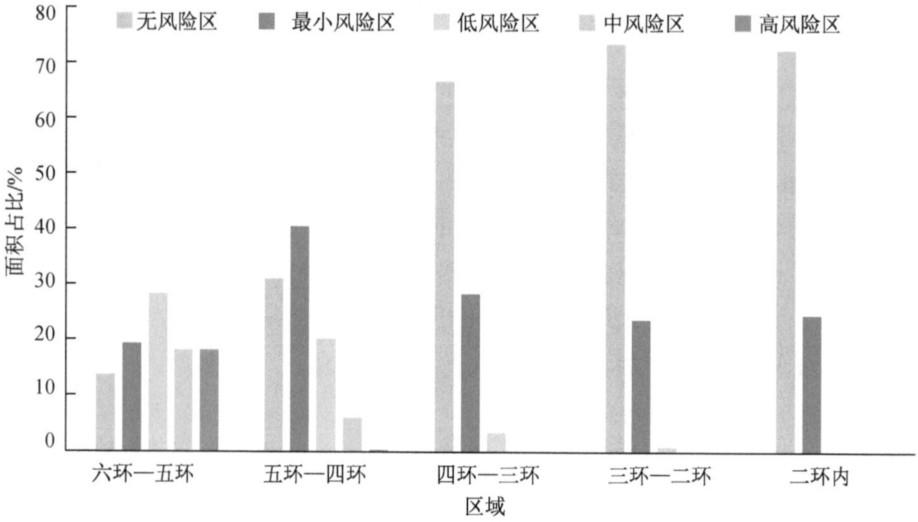

图 8-2-6　六环内自行车通勤各风险区高温暴露面积占比

8.3　讨论

本研究表明,城市中心高温区高温暴露强度较低,城市外围低温区高温暴露强度却较高。而有研究表明,城市中心人口集中,建筑密度较大的区域温度偏高,人口高温暴露风险较大;城市外围工业用地温度较高,出现低风险情况,这与我们的研究不一致,主要是上述研究采用人口暴露分析评价法,以人口数据为基础,过程中涉及较多的人为因素,具有局限性。本章采用环境健康评估模型中的场景评价法,在方法上具有一定创新,从空间上评价不同通勤方式高温暴露强度对居民健康的影响,得到城市中心高温暴露强度低、外围高温暴露强度高的结论。这是因为不同环线的交通基础设施建设在不同程度上影响着高温暴露水平。高温暴露水平空间差异与城市地铁线布局、建筑布局密切相关,地铁站点减少,站点之间距离增加,导致暴露时长增加,居民高温暴露水平提高。

夏季白天,北京市高温区与低温区差异明显且分布集中,白天居民活动强度较夜间大,高温对居民健康影响较大。2017 年北京市居民早晚高峰出行量交通调查表明,早高峰时间段 7:00—8:00 中,步行占 15.4%,自行车占 19.2%,地铁占 22.2%。六环内不同交通方式出行时间分布图(图 8-3-1)显示步行通勤高峰时间在早 8:00 和 11:00 呈双峰值,其中地铁出行量较高。有研究表明夏季逐时高温对人体危害呈双峰型分布,峰值主要出现在 9:00—11:00 和 19:00—21:00。因此由于城市居民的工作需要和出行时间段的选择,高温期间出行时间段不同也可能对高温暴露剂量产生重大影响。

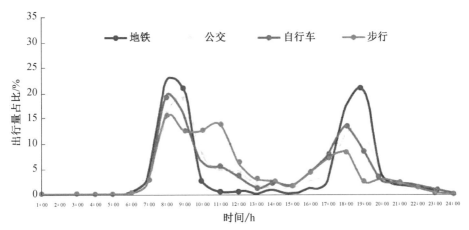

图 8-3-1　2017 年六环内不同交通方式出行时间分布

(来源:2018 北京交通发展年度报告)

8.4　本章小结

本章采用 2017 年 7 月 10 日遥感数据进行温度反演,基于 ArcGIS 软件的空间分析,结合北京市六环内各地铁站点、建筑布局 POI 数据以及北京市交通调查数据,评估步行和自行车通勤高温暴露剂量,得出如下结论。

(1)整体上,北京市六环内中心城市高温暴露剂量较低,城市外围高温暴露剂量较高,由城市外围向城市中心,高风险区转变为低风险区。高温暴露强度与城市居民通勤方式相关联,步行和自行车通勤高温暴露风险区分别占 67.57% 和 51.31%,步行通勤高温暴露强度高于自行车通勤。

(2)步行与自行车高温暴露强度在六环—五环内最高;步行高温暴露风险区面积在五环以内大于自行车;自行车无风险区面积在四环—三环、三环—二环大于步行。

(3)高温暴露中风险区、高风险区沿地铁线呈放射状,最小风险区、低风险区沿地铁线呈星形放射状,城市中的地铁覆盖率成为影响城市居民通勤高温暴露剂量的重要因素。

　　本章构建了北京市通勤高温暴露剂量评价指标,探究了北京市六环以内步行与自行车通勤高温暴露剂量水平,研究结果可为北京市交通基础设施的优化调整提供一些参考。但研究还存在一些不足:①只选取了具体高温日遥感数据,并未就持续高温日气温差异性的影响进行分析。②只考虑人口总体分布状况,未细化至与不同年龄、性别、职业、收入水平等关联。

第9章
基于气候健康风险评估的城市绿地空间优化研究

　　全球气候变暖与极端天气事件频发,对人类健康带来了一系列的影响,特别是对城市居民的影响尤为严重。预计到 2050 年,全世界将有 62.52 亿人生活在城市。其中由于气候变暖和城市热岛叠加导致的温度升高对城市居民的健康危害极大,直接或间接的影响增加了多种疾病的发病和死亡。2016 年,中国政府将健康中国确定为国家战略,提出实施健康城市、健康村镇的规划建设,划定环境健康高风险区域,开展环境污染对人群健康影响的评价,探索建立高风险区域重点项目健康风险评估制度;通过优化公共设施、绿地系统等布局,促进城市居民健康发展。

　　城市气候是城市集聚效应导致的特殊局地小气候,由于全球气候变化叠加导致城市热岛效应影响不断放大,不仅影响舒适度,同时对居民的呼吸系统、心血管、精神状态等产生影响。相关研究表明,环境温度超过 21 ℃,正向情绪(如高兴、快乐)会减少,负向情绪(如压力、愤怒)增加;超过 32 ℃,负向情绪会显著增加;超过 35 ℃,情感障碍发生明显增多。Bunker 等通过研究综述发现,温度每升高 1 ℃,老年人(＞65 岁)呼吸系统疾病和心血管疾病死亡率分别增加 3.60％和 3.44％。城市潜在的降温因素,主要是由三个部分组成,一是绿色空间产生的冷空气源,二是冷热空气的作用空间,三是冷空气输送通道。其中健康风险高等级区域是需要冷热空间交互作用的空间,冷空气源产生于绿色空间,依托于城市通风廊道输送通道。城市绿地系统具有降温和通风作用,减少空气污染和热环境的影响,对呼吸系统疾病和心血管疾病的死亡率具有显著的缓解作用;绿化覆盖率的增加、天然植被的存在以及自然利用率与抑郁症状的减轻存在显著关系。绿地发挥气候调节和健康效应的生态系统服务功能,提升人体舒适度和降低健康风险。目前大多数城市通过提高绿化改善城市热环境。

　　国内外进行了大量的城市绿地缓解热岛效应的定量研究,主要从微观、中观、宏观三个角度分析城市绿地的降温效应:以叶片大小、城市树木、不同类型屋顶绿化、垂直绿化为主要对象的微观尺度;对比分析公园林地、草地的降温、增湿以及改善环境舒适度的作用大小,以广场、不同斑块类型的公园绿地及其面积、空间格局为主要对象的中观尺度;模拟城市形态影响,分析城市热岛空间格局的宏观尺度。目前的研究主要是基于不同类型的单个点状城市公园绿地的降温效应以及利用土地利用现状构建中心城区通风廊道,但缺乏从城市绿地系统的健康效应角度出发,基于人体健康感受及城市空间健康风险评估,优化改善城市绿地系统的城市气候研究。

　　因此,本章以北京市为例,采用气象站点、卫星影像、电子地图等数据,通过ArcGIS、遥感、数值分析技术,分析城市热环境的变化对呼吸系统疾病、心血管疾病和情绪健康的影响,进而进行智能空间优化模拟,提出城市绿地系统的规划改善措施,以期缓解城市热环境,优化城市绿地生态服务功能,提高居民身心健康。

9.1　城市气候健康风险评估方法

9.1.1　研究区域

　　北京市作为国际化大都市,城市化高度发展,城市热岛效应显著。北京市是中国北方暖温带的典型城市,不同于上海、杭州的亚热带气候,在中北方具有典型的代表性。北京是健康中国的试点城市,2019 年发布《北京健康城市建设研究报告》,需要更多基础科学研究支持。

　　因此本章选取北京市六环以内(集中了绝大部分的人口和建成区)为研究区域,总面积 2 267 km²,如图 9-1-1 所示。

9.1.2　研究框架与数据处理

　　本研究框架如图 9-1-2 所示。健康风险评估是由 20 世纪 40 年代开始使用的环境辐射标准制定方法引申出来的一种评估技术,可为处理健康危害事件制定环境保护、公共卫生相关政策与标准,筛选并采取可行的健康干预措施。基于气候健康风险评估分析,利用气象站点、卫星影像反演温度、疾病健康数据资料、高精地图多源数据融合,采用 ArcGIS 10.6、ENVI 5.5、MATLAB 2018 等数据

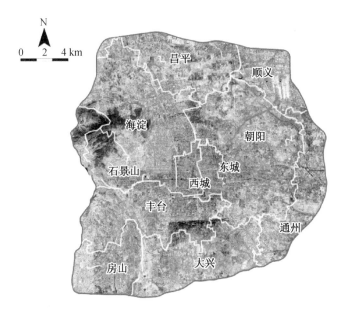

图 9-1-1　研究区域

分析平台,保证评价分析精度,主要分析评价城市热岛对居民的身心健康、舒适度(考虑温度、相对湿度、风速)因素的影响。采用气候健康风险评估结果和城市真实环境测试分析数据,通过遗传算法(一种通用的全局优化算法,可用于定量求解多目标土地利用空间优化配置问题)进行绿地空间布局的优化模拟,从而保证分析结果的准确性和规划布局可靠性。

　　研究从数据收集、测试和清洗方面提高标准,保证原始数据的准确。首先,控制研究区遥感数据质量,选取 2017 年 7 月 5 日 10:53 Landsat 卫星影像,影像拍摄前两天内平均风速均小于 2.3 m/s,一天内均无降水,成像时刻研究区域云遮盖小于 5%,大气能见度优,成像条件较佳。其次,气象数据主要通过北京 195个气象站点和 3 个流动观测站点获得,气象站点均放置在周围建筑、植被、硬化地面、人工设施对热岛干扰较小的观测点,以提升数据获取的精度。最后,将遥感影像、专题图、气象站点数据、电子地图数据建立 GIS 数据库,进行空间叠加与提取分析。

9.1.3　气温反演

　　本研究采用大气校正法反演地表温度,详见 7.2.3。

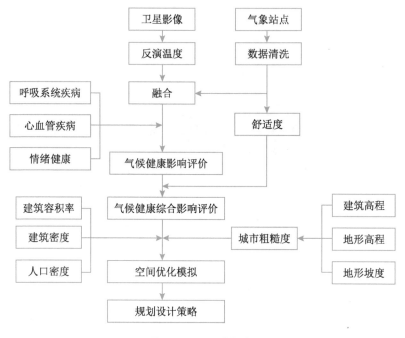

图 9-1-2　研究框架

9.1.4　城市气候的健康风险评估体系

根据城市气候对身心健康的影响,本章选择呼吸系统疾病(对温度比较敏感的疾病)和心血管疾病(三大死亡疾病之一)作为身体健康指标,精神健康采用涉及普通人群的情绪健康作为影响因子,共三个指示疾病评价气候的健康影响。城市高温变化会加剧呼吸系统疾病、心血管疾病的发病或死亡。本研究分别以日平均温度 31 ℃、28 ℃为基准阈值温度,将城市热岛对呼吸系统疾病死亡率和心血管疾病死亡率的影响划分为十个等级。根据作者团队 380 份问卷分析城市夏季高温对情绪健康的影响结果,以日平均温度 28 ℃为当地基础温度,将城市热岛对情绪的健康影响划分为十个等级。根据北京市气象局所提供的人体舒适度划分标准,结合人体暴露在高温下的生理反应,将夏季高温条件下的舒适度影响分为十个等级,如表 9-1-1 所示。最后,经过不同专业专家的打分,采用 AHP分析法综合确定城市气候健康风险。

表 9-1-1　健康影响评价体系划分标准

影响等级	一级	二级	三级	四级	五级	六级	七级	八级	九级	十级
呼吸系统健康分级标准/ ℃	28～30	30～31	31～32	32～33	33～34.5	34.5～35	35～35.5	35.5～36	36～36.5	36.5
分类依据	呼吸系统疾病死亡率与温度的关系曲线									
情绪健康分级标准/ ℃	<30	30～31	31～32	32～33	33～34.5	34.5～35	35～35.5	35.5～36	36～36.5	36.5
分类依据	情绪健康与温度的关系曲线									
心血管健康分级标准/ ℃	26～28	28～29	29～30	30～31	31～32	32～33	33～34	34～35	35～36	36～37
分类依据	心血管疾病死亡率与温度的关系曲线									
舒适度	<54.9	54.9～55.3	55.3～55.5	55.5～55.7	55.7～55.9	55.9～56.2	56.2～56.5	56.5～56.7	56.7～57.1	57.1
分类依据	人体生理感受、北京市气象局划分标准									

9.1.5　空间优化模拟模型

空间优化模拟模型方法,详见研究方法章节。

本章结合现状植被、综合健康气候风险评价、公园可达性及综合情绪健康危害的权重计算出绿地空间转换概率,对所有类型的指标进行标准化处理。然后,根据 1∶50 000 的电子地图提取土地利用现状,计算不同土地利用类型的适宜性,将适宜性计算结果代入 AIS - MOLA 模型软件,进行空间优化的模拟迭代计算。最后,利用 AgentLA 软件的绿地空间优化模拟结果进行校验,提取绿地适宜扩张的热点区域。

9.2　综合健康气候优化模拟

9.2.1　城市气候的健康风险的综合评估

依据微气候健康风险评估单项指标,分别对三种指示疾病热岛健康影响进行单项等级划分(图 9-2-1)。结果表明,高等级影响区均在中心城区集中、在外围呈较大面积的斑块集中,不同等级的空间影响格局及斑块分布均存在较大差异。呼吸系统疾病、心血管疾病的影响等级主要集中于 4~6 级和 7~8 级,情绪健康影响等级由 5~7 级主导,而舒适度的各等级影响区在空间分布上集中于大面积斑块,连通度较好。表明单项指标能够很好地反映不同健康指标的空间测度效果差异,为综合健康风险评估分析提供基础支持(表 9-2-1)。

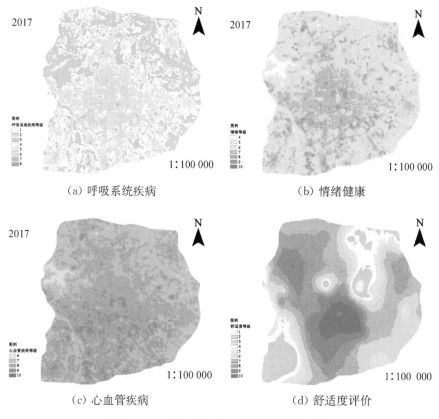

图 9-2-1　城市热岛对疾病影响的等级分布

本研究基于层次分析法,综合评价城市气候的健康风险。经过城市规划、风景园林、气象学、医学等不同领域专家打分确定城市气候对健康的影响权重,在 Yaahp 软件中进行综合评定,得到每个指标的权重,呼吸系统疾病为 0.14、心血管疾病为 0.08、情绪健康为 0.52、舒适度为 0.26。然后,在 ArcGIS 软件中进行加权叠加,最终得到综合气候健康风险评价图(如图 9-2-2)。

表 9-2-1　城市热岛对三种指示疾病的影响面积大小

影响等级		一级	二级	三级	四级	五级	六级	七级	八级	九级	十级
呼吸系统疾病	面积/km²	9.08	142.01	485.70	688.12	670.70	258.88	12.30	0.18	—	—
	比例/%	0.40	6.26	21.43	30.35	29.59	11.42	0.54	0.01	—	—
情绪健康	面积/km²	—	—	—	38.20	862.21	707.88	556.30	99.95	2.38	0.04
	比例/%	—	—	—	1.69	38.03	31.23	24.54	4.41	0.10	0.002
心血管疾病	面积/km²	—	—	—	—	38.20	862.21	1 264.18	102.33	0.04	
	比例/%	—	—	—	—	1.69	38.03	55.77	4.51	0.002	

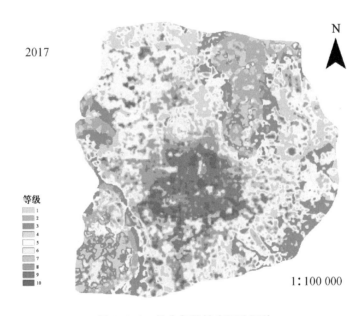

图 9-2-2　综合气候健康风险评价

　　结果表明,北京市东城区和西城区城市气候的健康风险等级偏高,主要集中在 7～10 级;中心城区集聚明显,南北带状分布明显。影响等级由中心向郊区不断降低,外围呈分块组团分布的空间特征。东西向的城市健康风险带初具规模,与南北风险带总体呈风扇状。危害较小的位于房山区、顺义区周边的奥林匹克公园、北京园博园、圆明园等公园附近。

9.2.2　降温综合影响分析

冷空气源的空间构成主要有水体、植被覆盖。不同类型植被的降温效果具有明显差异。本章基于不同植被的 NDVI 数值分别提取农田、草地、灌木、乔木，并进行降温等级评定，分为 1—4 类潜在降温状况空间分布图。通过 ArcGIS 平台进行了可视化（如图 9-2-3），可以发现降温能力较强空间由郊区向城市中心辐射，主要分布于世纪森林公园、香山公园、奥林匹克森林公园等郊区和城区大面积公园。

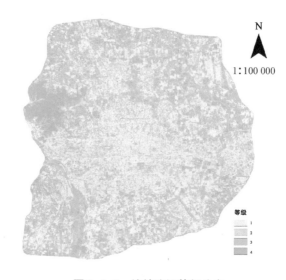

图 9-2-3　植被降温等级分布

通风廊道可在城市局部形成大气环流，可引入郊区凉爽空间形成降低城区温度的格局，削减城市热岛严重区域对居民健康的危害。本研究采用容积率、DEM、归一化建筑指数和乔木覆盖密度，计算识别城市通风廊道的补偿空间和作用空间，综合评定通风潜力。结果表明（如图 9-2-4），通风潜力系数较低的位于建筑密集且容积率高的三环以内中心城区；通风潜力中等的位于建筑密度及容积率低的五环以外的建成区；通风潜力较高的是水系、草地等绿色空间，主要有奥林匹克森林公园、凉水河、朝阳公园等。

9.2.3　城市热负荷分析

城市环境的热负荷量的空间差异对居民健康风险的影响存在空间异质性，其计算主要考虑人口密度、容积率的影响。由于城市人口密度的空间分布差异，

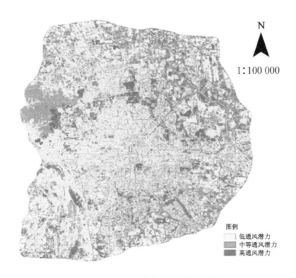

图 9-2-4　城市通风潜力图

居民从事游憩、工作、生活等活动产生的人为热量存在相对应的差异。高容积率增加了三维立体化结构,增大了吸收热量的蓄热体积,对热岛有较强的升温作用。因此,采用北京市街道人口数据,插值生成人口密度等级分布图;采用 2018年 1∶2 000 电子地图计算城市容积率空间分布图;然后根据容积率升高热岛的方程,计算温度升高的空间变量;最后叠加生成城市热荷载综合评定图(如图 9-2-5)。结果表明,城市热负荷高的区域主要集中于中心城区五环以内,在故宫中心位置有低负荷中心,在外围回龙观、通州、丰台有高负荷斑块。

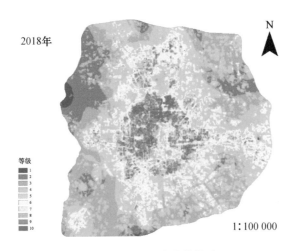

图 9-2-5　城市综合荷载得分图

9.2.4　城市健康气候图

　　城市不同位置的微气候存在调节差异,在考虑人口的空间分布和产业分异的负荷变化情况下,综合分析城市健康气候图对于绿地空间优化具有重要意义。本研究根据香港规划署的都市气候图及风环境评估标准、东京高密度城市的热环境气候图制图分类标准,将北京市城市环境健康气候图分成了 10 类(如图9-2-6),并根据 10 个环境气候分类的自身特点划分为 5 个规划改造分区(如表9-2-2)。

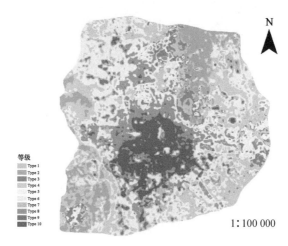

图 9-2-6　综合健康气候分区图

　　健康高价值区、健康低敏感区、健康中度敏感区,位于北京市六环—三环之间,主要由森林覆盖程度较好的绿地、河流、湖泊、农田及具有良好的生态环境和通风潜力的大型开阔水面组成,降温效果较好,其中房屋构筑多以别墅、低层住宅等分布密度较低的建筑为主,通风条件较为良好,对城市居民的热健康危害较小。这些区域主要以保护、维持现状为主,需控制用地建设规模与强度,在适当区域可进行低强度的城市建设。

　　健康高度敏感区、健康极高敏感区,位于北京市三环以内的城市建设核心区域,城市化程度较高。这些区域绿化覆盖率低,硬质区域分布较为密集,硬化率高,导致热量较易集聚,且高建筑密度阻碍气流流通,导致夏季呼吸系统和心血管疾病的发病率上升,且情绪健康危害增大。这些区域应作为北京市热环境改造的重中之重,需要建立降温节点,构建绿色通风廊道,同时也要采取措施控制建筑热排放。

表 9-2-2　环境健康气候改造分区及策略

类型划分	健康环境气候分类	健康影响	健康气候规划改造区	改造策略
1	轻负荷危害、良好降温通风	人体较为舒适，健康基本无影响	健康高价值区	重点保护，禁止建设
	中负荷危害、良好降温通风			
2	低负荷危害、良好降温通风	人体无不舒适感或轻微不舒适，疾病发病率略微上升	健康低敏感区	保留现状绿地，低强度开发
	低负荷危害、一般降温通风			
3	一般负荷危害、良好降温通风	人体较为不舒适，疾病发病率小幅上升	健康中敏感区	少量增加绿化覆盖率，低强度开发
	一般负荷危害、一般降温通风			
4	中负荷危害、一般降温通风	人体明显不舒适，疾病发病率大幅上升	健康高敏感区	进行重要节点建设，引入通风廊道
	中负荷危害、低降温通风			
5	高负荷危害、低降温通风	人体极为不舒适，疾病发病率急剧增加	健康极高敏感区	适当降低建筑密度，进行重要节点建设，引入通风廊道
	极高负荷危害、低降温通风			

9.2.5　绿地空间优化模拟

采用 AHP 方法，邀请规划、景观设计、土地管理等不同领域专家对呼吸系统、心血管、情绪、舒适度四类影响因子进行打分，计算权重，根据现状植被（0.24）、综合健康气候区（0.28）、公园可达性（0.18）、健康危害（0.30），计算出绿地空间转换概率。将四类因子进行指标具体化：以现状植被 NDVI 指数，反映现状植被绿量状况；以游园（<0.5 ha）、社区公园（0.5～10 ha）、综合公园（>10 ha）作为评价公园绿地可达性的对象；以三种指示疾病、人口密度、暴露剂量综合评价健康危害；以健康气候区划作为规划管控的影响因子。对所有类型的指标进行标准化处理，处理结果为 0—1。各类型的指标计算依据和方法，见表 9-2-3。

表 9-2-3　环境健康气候改造分区及策略

类型	指标	标准化	计算依据
现状植被	公园 0.7	0—1	用地分类
	NDVI 0.3		NDVI>0.4（除公园外绿化覆盖）
综合健康气候区	—	0—1	作为绿地降温的价值高低
公园可达性	公园类型	0—1	ArcGIS 步行/自行车 可达性评价
	游园		
	社区公园		
	综合公园		
健康危害	三种健康指示疾病	0—1	环境健康风险评估计算原理及公式
	呼吸系统疾病		
	情绪健康		
	心血管疾病		
	暴露剂量		
	人口密度		

　　以 2019 年 Landsat 影像为基础，配合 1∶2 000 电子地图提取土地利用现状，根据中国城市规划的市域城乡空间划分惯例，将研究区域划分为建设空间、绿地空间和蓝色空间（水体）三大类。总体分类精度大于 90%。建设用地适宜性概率定义为：建筑 1，道路 0.7，其他 0.3；水体适宜性概率定义为：现状水体 1，其他 0.05；绿地适宜性概率，采用上述适宜性计算结果。然后代入 AIS - MO-LA 模型软件，进行空间优化的模拟迭代计算，采用 AgentLA 软件的绿地空间优化模拟结果进行校验，提取绿地适宜扩张的热点区域。最终模拟结果如图9-2-7。

　　绿地空间优化模拟结果显示：绿地围绕着城市中心在郊区大面积斑块集中；楔形绿地初具雏形，但无法向城市中心辐射；北部绿地整体优于南部，南部绿地相对较宽，深入市中心较远，便于大量冷空气进入，北部地区建议采用乔木，遮挡冬季寒风，又可作为夏季通风降温的冷源；三环内绿地较少，缺乏绿色降温基础设施（含水体），郊区冷空气难以进入。

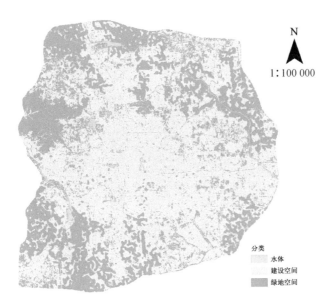

N

1∶100 000

分类
水体
建设空间
绿地空间

图 9-2-7　绿地空间的空间优化模拟结果

9.3　绿地空间结构规划应对策略

在城市气候健康影响评价基础上,根据《北京市总体规划(2016—2035)》的绿地系统呈现"环状+放射"结构,通过构建降温节点、城市蓝轴、绿环、绿廊、通风廊道,采用"三纵""四横""一环"的布局模式,形成一个完整的空间战略优化建议(如图 9-3-1)。"一环"是指以北京市东西南北四面的郊野公园为核心,在六环附近构建一个成环的绿色廊道,该廊道与"三纵""四横"的廊道互相交接,共同把北京市郊区温度较低的空气送入炎热的市区。"环状+放射"的绿廊结构,可以有效分割已经成块的城市热岛斑块,降低热岛内部斑块的连通性,进而达到遏制高级热岛呈块状发展的趋势。在纵横廊道的交汇处设置改造或新增的降温节点,作为绿色廊道的点状支持,保证凉爽的空气在北京市内的绿色廊道内充分流通,并对周围地区进行降温作用。绿色廊道将原本城市气候危害严重的大面积斑块破碎化,抑制目前高等级影响斑块的进一步发展。

水体降温廊道构建分为改造原有水体廊道与构建新水体降温廊道(图 9-3-2)。对于原有已经存在的水体以结合实际情况对其进行拓宽,以尽可能扩大水体的降温面积。在公园或绿地内部,增加人工湖泊、池塘等水体,将市区新增水体与

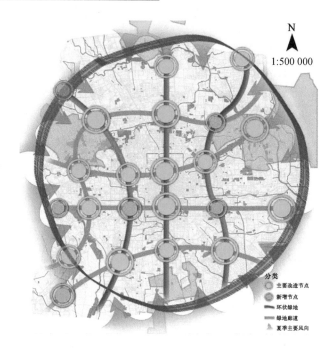

图 9-3-1　绿地系统空间战略优化建议

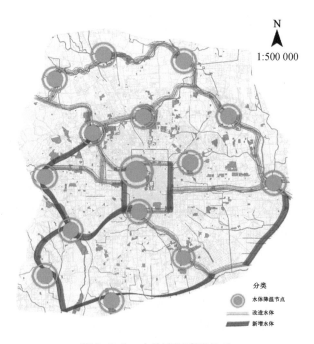

图 9-3-2　水体降温廊道构建

原有水体进行整合,形成一个整体的降温廊道网络,以达到对市区进行整体降温的目的。控制河流周边城市建设用地的开发强度、限制房屋高度及体量等因素,留出足够宽度的绿化缓冲区,不对城市通风产生影响,使河流所形成的降温廊道发挥最大效应。

9.4　本章小结

本章选择三种指示疾病构建城市热岛效应对健康影响的评价标准,划定热岛对城市环境健康高风险区域,进行智能空间优化模拟。从城市热环境的空间分异特征和健康影响标准划分的角度,分析热岛效应变化的健康影响,具有较强的理论与实践可行性。根据本研究及其结果,我们可以得出以下结论。

(1) 北京市气候健康影响空间呈风扇状,由中心城区向外围逐渐衰减,危害严重区主要集中于中心城区三环以内,外围影响区呈现组团状。

(2) 将城市气候健康影响按照影响程度进行气候区划分,采取分类规划管控措施提高管控效率,且有针对性地采取规划措施。

(3) 基于人的身体与精神健康进行气候健康影响区划定,能够较好地识别气候影响的城市空间关键区域,该方法具有较好的适用性。

(4) 在绿地景观规划策略中,采用"三纵""四横""一环"的布局模式,将城市内外的大型绿地及零星分布的小面积绿地整合起来,构建大型绿地网络生态系统。整合水体生态系统,在公园或绿地内部,增加人工湖泊、池塘等水体,进一步缓解城市热岛效应,降低城市气候健康危害。

我们的研究数据的精度只能在本章的研究尺度使用,涉及斑块内部相互作用的机制需要采用更精细的数据,以及更详细的疾病分析数据。今后将继续深化研究,结合典型实证区域的城市内部景观和非城市景观分析其热岛景观特征,开展精细化尺度的健康影响研究分析。另外,本研究优化方案的实施过程需要与城市的扩张和发展紧密协调,这是我们下一步需要努力的。

第 10 章
城市通风廊道的地理设计方法探索

　　我国城市化进程正飞速推进,截至 2020 年,中国城镇化率达到 61.8%;据预测在 2025 年将升至 65.5%。近年来,城市人口的数量与日俱增,发展迅速。为了追求更优质的生活空间,各大城市的空间扩张开始向高密度方向发展,从而形成了城市建成区内高层建筑高密度分布的格局。自然地表的破坏,导致进入城市的自然风逐渐减小,加剧了城市热岛效应。这种城市发展模式在给城市居民带来卓越的现代感和舒适感体验的同时,严重透支了城市自然生态资源,牺牲了城市居民的身心健康。新型冠状病毒(COVID - 19)所造成的全球性疫情,再次证明了风景园林与城市规划学科构建合理的城市通风廊道、改善城市健康的重要性。

　　城市通风廊道是郊区清新空气进入城区的通道,具有舒缓城区热岛效应、改良城市系统的微循环、提高城市居民的热舒适度、提高城市宜居性的功能,因而成为国土空间规划、城市环境提升、健康城市建设的重要理论与实践热点。在国土空间规划的背景下,基于地理设计的方法论,进行城市通风廊道的分析与规划,创造一个健康舒适的城市环境极为重要。

　　我国相关部门正在积极推进国土空间规划改革与实践。一系列政策文件和政治行动表明,中央政府和城市地方政府都强调环境保护和生态恢复,并均将城市气候评价引入城镇规划和设计实践。《中共中央 国务院关于建立国土空间规划体系并监督实施的若干意见》和自然资源部颁发的《市级国土空间总体规划编制指南》(试行),《自然资源部关于全面开展国土空间规划工作的通知》等文件均要求进行城市通风廊道规划工作,采用地理设计的方法论和现代科技手段,使国土空间规划的研究与设计更加科学。因此,通过以 GIS 和遥感等现代技术为核心的地理设计方法论,分析城市绿地、水体等开放空间的管理范围,合理布局通风廊道,进行有效管理,这是当前国土空间规划改革中迫切需要考虑的一个重要问题。

国内外学者就通风廊道的规划构建已有了大量的研究。刘姝宇等人通过对斯图加特山区案例研究,探究了城市通风廊道的规划过程及构建方法,但并未给出具体的技术指导;王梓茜、程宸等分析了通州区及周边地区的风况,以及地表粗糙度和天空开阔度,并对通州区的通风潜力进行了空间分布分析。杜吴鹏、房小怡等人利用气象资料和 GIS 软件研究了北京风环境、通风潜力分布并基于通风廊道初步方案提出了规划建议;徐永明等基于城市形态模型,构建通风潜力系数指标,对北京、广州中心城市的建筑形态参数、城市天空开阔度和街道高宽比、城市地表通风潜力进行比较分析。上述研究虽然也考虑了建筑、道路、地表粗糙度等因子对城市自然通风的影响,但是关于城市通风廊道的量化分析研究主要从空间组成、作用机理方面运用 RS、GIS 等手段进行基础研究与实践案例研究,未建立地理设计模型。

因此,本章以北京六环为例,基于地理设计的方法论,结合研究区通风潜力影响因子评价,采用 GIS、RS 技术,综合分析建筑、道路、水系、公园绿地等数据,在宏观尺度上构建城市通风廊道模型。从城市绿地系统规划和总规层面提出维持和提高城市通风潜力的规划策略,从而提高城市通风廊道的规划管理工作的科学性。

10.1　研究区域与数据

10.1.1　研究区概况

本章研究区选择北京市六环内区域($39.7°\sim40.2°$N,$116.1°\sim116.7°$E,总面积 2267.01 km^2)(图 10-1-1)。北京市地势西北高东南低,水体有北运河、温榆河、永定河等,夏季主导风向为偏南风。目前北京市人口超过 2 000 万,二环内的建筑物密度极高,风环境恶劣,热岛现象严峻,夏季炎热;但北京市公共绿地联系性和延续性较强,二环内的城市区域已经形成完整的城市绿隔。

10.1.2　数据来源

本章选取北京市 1992 年、2001 年、2011 年和 2020 年四期每年 7、8 月 10:30 左右的无云覆盖、风速低分辨率高、成像条件好的 Landsat 卫星影像数据;北京

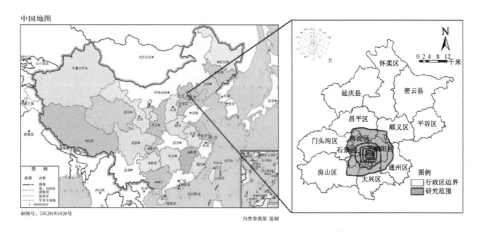

图 10-1-1　研究区域

中心城区 1∶2 000 建筑物高度(层数)和建筑物密度(面积百分比)数据以及计算得到的地表粗糙度、迎风面密度等北京中心城区土地利用规划资料;气象观测站风速、风向、气温等数据,以及为验证通风廊道效果所建立的自动气象站观测的短时段主要气象要素资料。

10.2　通风廊道分析方法

10.2.1　地理设计方法

　　本章基于地理设计的方法论,分别选择城市形态驱动力模型、CA 模型为描述模型和过程模型,选取生态安全分析、情景分析法为评价模型和变化模型,从而进行 GIS 模拟与响应调节,最后进行决策评估。地理设计是一种决策支持方法论,将规划设计活动与基于 GIS 的实时动态环境影响模拟密切联系在一起,是国土空间规划的重要方法论支撑,首次由哈佛大学的卡尔系统地讨论了这种方法论,并指出"地理设计旨在有意改变地理"。地理设计将地理和设计结合起来,为设计师提供了一个强大的工具,可以快速评估这些设计的影响。整个地理设计有六个步骤,分别对应回答六个问题(图 10-2-1)。整个地理设计的过程,每个步骤设计都不一样,而对于通风廊道而言,重要的是如何构建变化模型、影响模型,最终得到优化通风廊道的决策模型。

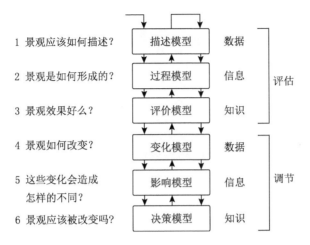

图 10-2-1　地理设计的框架

10.2.2　城市热环境分析

本章采用大气校正法得到地表亮度温度值,并转化为相应的地表温度。表达式如下:

$$T_S = K_2 / \ln[K_1 / B(T_S) + 1]$$

式中,T_S 为地表亮度温度值,单位为 K;K_1、K_2 均为传感器的定标常数,其数值可从影像的元数据中获取,其值分别为 $K_1 = 774.89$ W/($m^2 \cdot \mu m \cdot sr$),$K_2 = 1\ 231.08$ K。$B(T_S)$ 表示温度为 T_S 的黑体在热红外波段的辐射亮度,公式如下:

$$B(T_S) = \frac{[L_\lambda - L_\uparrow - \tau(0.0137 + 0.006N)L_\downarrow]}{\tau(0.986 + 0.003N)}$$

式中,L_λ 表示热红外辐射亮度值;N 为归一化植被指数;τ 表示大气在热红外波段的透过率;$L_\downarrow$ 和 $L_\uparrow$ 分别表示大气向下和向上辐射亮度。τ、$L_\downarrow$ 和 $L_\uparrow$ 三个参数可通过 NASA 官网获取。

10.2.3　地表粗糙度估算

城市通风潜力由相应区域的地表粗糙度决定,而地表粗糙度影响该区域的空气循环交流。因此,对通风潜力的分析旨在通过获取城市区域内各类数据,包括建筑、土地利用、道路分级和气象数据,计算地表粗糙度与道路风向的一致性,以评估区域风况。

区域内的建筑迎风面积与通风潜力呈负相关关系。如图 10-2-2 所示,迎风面积指数可以根据以下公式求算:

$$\lambda_{f(\theta)} = \frac{A_{\mathrm{proj}}}{A_{\mathrm{T}}}$$

式中,$\lambda_{f(\theta)}$ 为风向为 θ 时研究区的迎风面积指数;A_{proj} 指风向为 θ 时的建筑正投影面积;A_{T} 指建筑标准单位网格的面积。

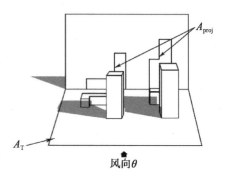

图 10-2-2 迎风面积指数计算

10.2.4 技术路线

本章根据城市气候学原理和局地环流运行规律,在 RS 和 GIS 技术支持下,在地形、城市热环境、建筑环境、开敞空间、主导风向等单因子定量分析的基础上,基于地理设计方法论进行综合定量分析,构建一套城市通风廊道规划的技术路线(图 10-2-3)。

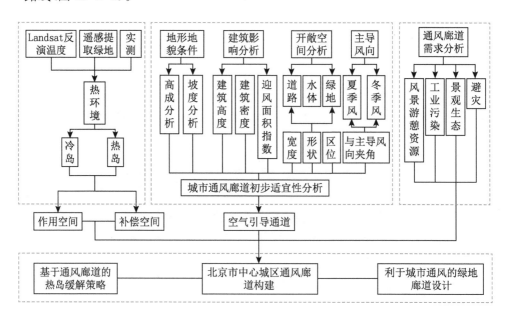

图 10-2-3 基于综合分析视角的城市通风廊道的技术路线

10.3 通风潜力与通风廊道构建分析

10.3.1 通风廊道现状效果评价

从北京市现状通风廊道情况来看,夏季明显存在中心城区通风不畅问题,城区热量无法散发,导致城市热岛强度很高,严重危害居民身体健康。北京六环内热岛强度按照表 10-3-1 温度分布划分热岛等级。由图 10-3-1 可知,北京在核心城市地区表现出聚集的热岛分布,而在卫星城市表现出分散的热岛分布特征。其中强热岛集中分布在北京城区的西南及东南方向,尤其是三环至四环区域和四环外的首都国际机场等区域;冷岛集中分布于山林及北部河流区域。因此,强热岛主要分布在北京南部,强冷岛分布在北京北部。

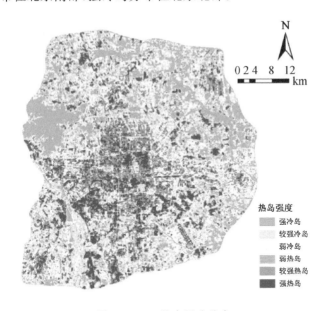

图 10-3-1 热岛强度分布

表 10-3-1 热环境影响因子适宜性

温度/℃	24~26	>26~27	>27~28	>28~29	>29~36	>36~42
分类	强冷岛	较强冷岛	弱冷岛	弱热岛	较强热岛	强热岛
适宜度	极强适宜度	强适宜度	一般适宜度	弱适宜度	极弱适宜度	不适宜

通过将通风廊道分布图与粗糙度平面图和3D建筑空间分布图叠置分析得到了4处主要的通风阻碍点(图10-3-2)。这些阻碍点多位于二环至四环,其建筑迎风面积指数值均大于0.41,这些区域多是由于廊道两侧的高层建筑紧邻而导致此处廊道宽度骤减,甚至部分挡在廊道的中央,阻断了风的流动。例如,陶然亭公园作为重要的补偿空间,其南侧被大片高层住宅区阻挡,阻断了风的流动;东四环作为通风廊道重要一部分,周围被高层建筑包围,难以保证通风廊道的宽度。

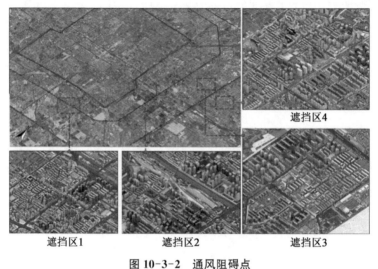

图 10-3-2　通风阻碍点

资料来源:http://beijing.map456.com/

10.3.2　形成通风廊道的影响因素分析

地理设计中的变化模型,是对景观如何改变进行分析,对于本研究来说就是分析形成通风廊道的影响因素。城市通风廊道的影响因子较多,对各影响因素改变的可能性进行评价,是通风廊道规划的重要过程。

(1) 地形条件分析

地形条件对城市风环境具有较大影响,其高程变化是构建通风廊道的基础性约束因子。利用GIS软件将北京六环内中心城区DEM进行重分类,地势越低通风的适宜性越高并依次赋值1、3、5、7、9,得到地形适宜性空间分布结果(图10-3-3、表10-3-2)。由图10-3-3、表10-3-2可得,北京六环以内约80%的地形评价赋值9,对于通风廊道构建都是极适宜的。

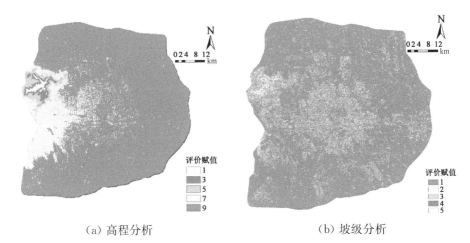

（a）高程分析　　　　　　　　　　（b）坡级分析

图 10-3-3　地形适宜性分析结果

表 10-3-2　地形条件影响因子适宜性

海拔高度/m	−39—51	52—132	133—272	273—448	449—789
分类	地势低注	地势较低	地势平坦	地势较高	地势高
面积/km²	1995.8	195.6	41.2	25.0	11.0
适宜度	极强适宜度	强适宜度	一般适宜度	弱适宜度	不适宜

表 10-3-3　地形建筑环境影响因子适宜性

建筑高度/层	1～3	4～6	7～10	11～20	>20
分类	低层	多层	中高层	高层	超高层
适宜度	极强适宜度	强适宜度	一般适宜度	弱适宜度	极弱适宜度

（2）城市建筑环境分析

研究结果显示,建筑高度越高,建筑迎风比指数越高,城市通风廊道的适宜性则越低(表 10-3-3)。由图 10-3-4 可见,北京二环内建筑区呈高密度、低容积率的分布状态,主要是由于该区域是北京老城区保护范围,内部有大量高密度的老式平房、四合院及其他低层的老建筑。

（3）城市道路通风性能分析

城市路网宽度对于通风作用有较大影响,可根据道路等级对其进行分类。由图 10-3-5、表 10-3-4 可知,高速公路和城市主干路是路网的重要骨架,高速公路包括五环、六环以及多呈放射状或沿环线分布的道路;主要道路包括二环、

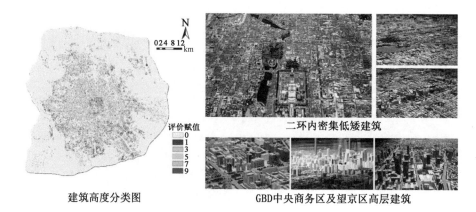

建筑高度分类图   二环内密集低矮建筑

GBD中央商务区及望京区高层建筑

图 10-3-4　建筑高度分析结果

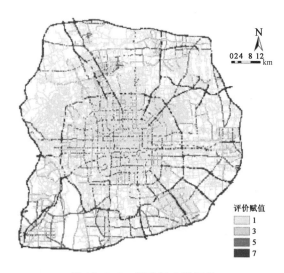

图 10-3-5　道路适宜性评价

三环、四环以及多沿东西向分布、路幅较宽(主干道 30～40 m)的道路,因而通风的截面面积大、通风潜力大;而五环至六环内聚集众多的城市次干路和支路主要用于联络各部分集散交通,这些道路路幅较窄(次干道 20～24 m,支路 14～18 m),导致空气流通不畅,通风潜力不足。

表 10-3-4　地形建筑环境影响因子适宜性

道路等级	高速公路	主要道路	二级道路	其他道路
适宜度	强适宜度	一般适宜度	弱适宜度	不适宜

（4）城市开敞空间分析

城市开敞空间是城市中最关键的冷空气生成区和风能缓冲区,为通风廊道的形成或加速提供了空间。根据图 10-3-6、表 10-3-5 所示,绿地与主导风向的角度在通风廊道的影响因素中至关重要,当通风廊道的出风口与城市盛行的风向成一定角度（≤30°）且风速稳定时,最有利于城市通风;宽度与面积的影响其次,结果可见绿地的宽度大于 74 m 且面积大于 5 hm² ,生态效果将更好。通风效果比较好的主要有圆明园公园、颐和园和旧颐和园,以及沿途的各种大型绿地。

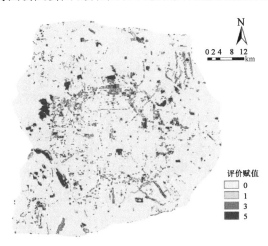

图 10-3-6　通风廊道与主导风向相对关系

表 10-3-5　开敞空间影响因子适宜性

	分类	适宜性
与主导风向的相对关系	＜30°	一般适宜性
	30°～＜60°	弱适宜性
	60°～＜90°	极弱适宜性
形状指数＜2 按面积划分	＞20～268 hm²	极强适宜度
	＞5～20 hm²	强适宜度
	＞1～5 hm²	一般适宜度
形状指数＞2 按宽度划分	＞143 m	极强适宜度
	＞74～143 m	强适宜度
	＞33～74 m	一般适宜度
	3～33 m	弱适宜性

（5）地表粗糙度分析

由图 10-3-7 可知,地表粗糙度较大的区域集中在四环内的中心城核心区,多数区域超过 6.76 m,部分区域达到 25 m 以上。由于旧城区二环路内密集的低层建筑,其地表粗糙度长度低 6.76 m。一般来说,当 RL≥1.6 m 时,对城市通风不利,可知城区内存在大面积的城市通风障碍区域。

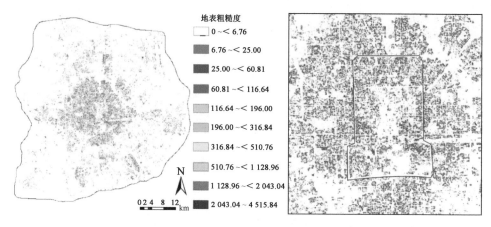

图 10-3-7　地表粗糙度

（6）降低热岛需求评估

分析城市的热环境是研究城市局地环流的前提和基础,缓解热岛是通风廊道的重要功能。本研究中将热岛空间分布适度地纳入城市通风廊道的构建中。如图 10-3-7 可知,温度越高,城市通风廊道建设适宜性越低。根据统计,由于二环内建筑的致密性和建筑物通常具有较高的开发强度,其表面温度明显更高;在城市主干道的两侧以及四环和六环之间的其他宽阔通风走廊,地表温度已显著下降。这是因为由绿地、道路和水系构成的城市通风廊道能够削弱热岛效应。

10.3.3　通风廊道的空间构成

地理设计中的影响模型,基于景观的改变所导致的影响变化,对于通风廊道则是影响因子的改变如何导致通风廊道的空间构成变化。影响通风廊道构建的主要因素是通过景观的改变（地表覆盖率、自然植被的数量与绿地系统布局等）,改变了地表粗糙度,影响了通风潜力,进而得到决策模型。从园林绿地系统角度进行通风廊道的空间战略规划,包括空间规划用地分类、人工与自然绿地、城市结构形式控制等,最终将郊区新鲜空气引入城区进而削减热岛效应。

（1）作用空间和补偿空间的确定

遥感反演可以界定一个区域内风道的作用和补偿的空间，并划分风道的功能范围。补偿空间指可以提供新鲜空气或形成局部气流循环的区域，包括冷空气生成区、郊区林地以及能够调节城市气候环境的各类城市绿地。低温区域作为补偿空间，可以大致分为冷空气产生区域的补偿空间，主要包括郊区林地和大型公园，例如北京植物园、奥林匹克森林公园等；以及城市中小型公园、小范围绿地形成的热补偿区域的补偿空间，包括北海公园、西苑等（图 10-3-8、表 10-3-6）。

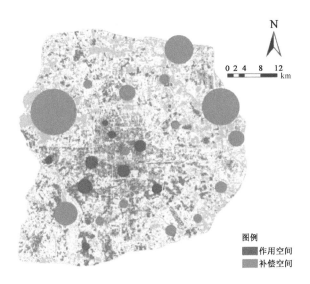

图 10-3-8　作用空间、补偿空间分布

表 10-3-6　作用空间与补偿空间的确定

作用空间 （高温区和次高温区）	补偿空间（低温区）	
后海、北海东西两侧大范围商业区、南三环两侧商业办公区、西四环丰北桥及丰台火车站附近区域、北京西站南侧大范围商业区、中关村附近区域、南五环东侧科技园区附近	**热补偿区域的补偿空间**	**冷空气生成区域的补偿空间**
	百望山森林公园、西苑、圆明园、颐和园、将府公园、黄草湾公园、朝阳公园、北海公园、什刹海公园、京城森林公园、玉渊潭公园、北京动物园、陶然亭公园、天坛公园、龙潭西湖公园	翠湖湿地公园、北京植物园、北京园博园、世纪森林公园、奥林匹克森林公园、温榆河公园、镇海寺公园、永定河休闲森林公园

(2) 通风潜力空间分布

通风潜力是建设城市通风走廊的重要参考之一。本章在对影响通风潜力的多个因子定量分析的基础上,得到了北京六环通风潜力图(图 10-3-9):具有较高通风潜力的区域分布在主要道路、低矮零散的建筑区和河道、绿地农田等开敞空间;四环内建筑密度大、街道拥挤,通风潜力较小,但是公园、河流和公路很多,仍然有可能存在通风的"斑块"和"走廊"。构建通风廊道将最大化连接六环内通风潜力较大的区块,提升通风能力,降低热岛的强度,增强城市应对气候变化的适应力。

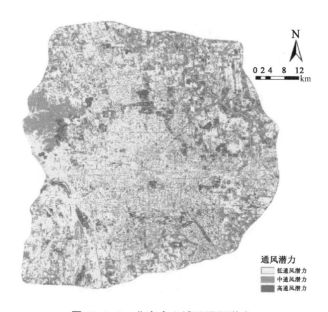

图 10-3-9　北京中心城区通风潜力

10.3.4　通风廊道体系的构建

根据北京市气候背景的特点,在分析通风廊道作用空间和补偿空间组成的基础上,结合通风潜力的分布,遵循通风廊道应贯穿潜力较大区域的基本原理,提出了北京六环内通风廊道的结构规划策略(图 10-3-10)。

主通风廊道设置应顺应北京夏季主导风向。建议在中心城市的东部和北部设置主要走廊,以最大限度地利用南北通风良好的公园和绿地,并在某种程度上中心城市的东北、东部和东南地区削弱热岛。这对引导上游空气通过市中心和改善该地区的小气候环境很有用。中心城市的西部走廊部分来自西北部的生态

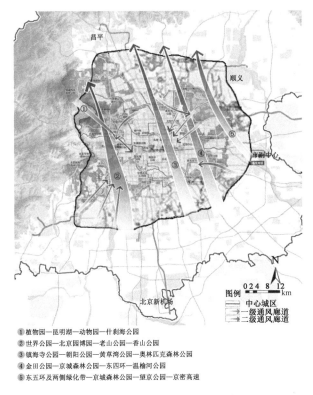

① 植物园—昆明湖—动物园—什刹海公园
② 世界公园—北京园博园—老山公园—香山公园
③ 镇海寺公园—朝阳公园—黄草湾公园—奥林匹克森林公园
④ 金田公园—京城森林公园—东四环—温榆河公园
⑤ 东五环及两侧绿化带—京城森林公园—望京公园—京密高速

图 10-3-10　北京风道规划结构

冷源和山谷的风循环,改善城市热岛更为严重的中关村地区以及通风不良的中心城市的西南部。

通风廊道体系可构建为五条一级通风廊道、多条二级通风廊道(图 10-3-10)。其中一级通风廊道主要贯通研究区南北走向,分别为:① 缓解中心城区西北部热岛效应的通风道:植物园—昆明湖—动物园—什刹海公园;② 世界公园—北京园博园—老山公园—香山公园;③ 缓解中心城区沿中轴线附近区域热岛效应的通风道:镇海寺公园—朝阳公园—黄草湾公园—奥林匹克森林公园;④ 缓解中心城区东部酒仙桥及附近 CBD 区域热岛效应的通风道:金田公园—京城森林公园—东四环——温榆河公园;⑤ 缓解中心城区东部地区热岛效应的通风道:东五环及两侧绿化带—京城森林公园—望京公园—京密高速。二级廊道对改善中心城区微气候环境更有针对性,其设置既要顺应局地软轻风主导风向,还需配合一级通风廊道增强通风能力以及沟通生态冷源,带动通风较弱区域,并与一级、三级通风廊道共同构建"风道网络"。

10.4　本章小结

本章通过地理设计的方法,对北京市六环内城市区域进行了分析研究。实验结果表明:

（1）地理设计方法论能够有效指导通风廊道的构建,构建评价、变化、影响、决策模型等,能够有效协调多因素进行模型量化,实现对通风廊道的分析与构建。

（2）北京市通风廊道体系,可形成纵向的五个一级通风廊道为主、二级廊道有效衔接的构架,空间分布呈东多西少的格局。

第 11 章
结论与展望

11.1　结论

第一,城市热岛通过升高夏季环境温度,显著加剧夏季心血管疾病死亡率。在城市扩张过程中,城市热岛对心血管疾病的影响强度和面积呈持续双增长趋势,整体景观的空间分布不均,高等级影响区点状式分布,低等级影响区大面积集中。研究区北京案例显示,影响区由城市中心区逐步向外扩展,危害较为严重的区域主要分布在中南部。斑块数量增加,景观逐渐破碎化,高等级斑块的面积、比例也呈上升趋势,在整体景观中优势度提高;整体景观斑块形状趋于复杂,而高等级斑块复杂程度偏低;整体景观集聚度逐渐下降,景观斑块类型增多,在空间上的分配趋向均匀。

第二,城市热岛导致的夏季气温升高,显著影响了城市居民的身心健康,提出采用心理和生理健康的三种指示疾病[呼吸系统疾病(J 00 - J 99)、心血管疾病(I 00 - I 99)和情绪健康],评价热岛对居民健康影响的格局过程特征。北京市热岛对呼吸系统疾病、心血管疾病和情绪健康的影响不断增大,影响面积分别扩大了 2.74、4.10 和 4.09 倍;影响较为严重的主要集中于城市中心区域;景观格局呈破碎化趋势,低等级影响区呈集聚状态,高等级影响区呈组团状分布。天津市热岛对呼吸系统、循环系统疾病的影响不断增大,心血管疾病高影响等级面积由 84% 升高至 100%,相较于呼吸系统由 12.42% 升高到 70.85%,影响强度更大;普通人群的情绪健康影响等级由 1 级升到 2～4 级,影响程度扩大明显;空间上影响较为严重的区域主要集中于城市中心,健康风险高的斑块呈分散化和破碎化;空间恶化热点的模式具有阶段性,扩张热点由单一南部转向围绕城市中心,扩张热点由内向外,扩张斑块由大变小。

第三,全球城市化与气候变化背景下,高温环境下城市微气候的舒适度改变,严重影响了人的情绪健康。基于高温热浪天的情绪问卷调查及实测温度、湿度、风速数据,对40岁以上中老年人群的负向情绪影响的研究结果表明:高温热浪天气,随舒适度指数升高中老年人情绪健康影响总体呈上升的特征,在不同性别、年龄中存在差异;舒适度对负向情绪因子分为不受影响、影响较微弱、影响较明显三种类型,不同类型具有不同的情绪状态;舒适度指数与负向情绪因子的影响程度存在明显线型差异,影响程度依次是心烦、易怒、紧张、敌意;随着舒适度指数的升高,情绪因子的受影响程度呈现阶段性的变化,舒适度对心烦、易怒、紧张的影响呈起伏波动,敌意呈单调递增加趋势。通过本研究以期为健康城市规划和风景园林设计,提供城市微气候健康调节的理论基础。

第四,城市居民日常通勤活动的环境暴露,对城市社会发展与居民的公共健康起重要作用,随着城市化进程持续发展,市区的温度不断上升,给城市居民带来了严重的高温暴露风险。基于北京市六环内环境健康风险评估模型的结果表明:① 整体上,北京市六环内中心城市高温暴露剂量较低,城市外围高温暴露剂量较高;步行通勤高温暴露强度整体高于自行车,分别占 67.57% 和 51.31%。② 步行与自行车高温暴露强度在六环—五环内最高;步行高温暴露风险区面积在五环以内大于自行车;自行车无风险区面积在四环—三环、三环—二环大于步行。③ 中风险、高风险区沿地铁线呈放射状,最小风险、低风险区沿地铁线呈星形放射状。

第五,北京市城市热岛对呼吸系统疾病、心血管疾病和情绪健康影响较大的区域主要集中于中心区的北二环以南;低等级影响区连通性较高、呈集聚状态,高等级影响区呈组团状分布;绿地空间智能优化模拟显示绿色空间具有楔形绿地和降温廊道的空间分布潜力。基于健康风险影响评价、健康气候区分析、绿地空间优化模拟,提出了降温节点、城市蓝轴、绿环、绿廊、通风廊道等规划改善措施,提高城市人居环境舒适度,降低健康环境风险。

第六,城市通风廊道关系建成区的环境质量,是缓解城市热岛和改善居民健康的重要空间管控工具。国土空间规划背景下,基于地理设计的方法论,进行城市通风廊道的分析与规划已经成为重要的理论与规划实践研究热点。本研究以北京市为例,建立地理设计模型,利用遥感和 GIS 技术,提取道路、建筑热、水系、公园绿地等数据,基于温度场数据、地表粗糙度、建筑环境、主导风向确定了作用空间、补偿空间,最后进行通风廊道的构建。结果表明,地理设计的方法论能有效指导通风廊道的构建,在规划中描述、评价、变化等模型,发挥较好的作用;北京中部可以形成五条主要通风廊道和多条辅助通风廊道,空间分布呈现东多西少。

11.2　研究不足与展望

本书限于时间和暂时研究水平有限,未来将在以下方面进行研究。

第一,基于地理设计的北京市通风廊道的研究,选择了热岛最严重的夏季作为主要的研究时间段。这一点不同于其他大量冬季背景的风向研究。但研究结果的精度还依赖于数据精度和设备性能的提升,如所用的地表粗糙度方法和数据,仍需要在未来进一步的研究中加以改进和提高。

第二,采用城市热岛对呼吸系统健康影响的景观格局指数作为评价指标,在一定程度上能反映温度变化在宏观尺度格局影响。但本书只研究了夏季城市热岛对呼吸系统健康影响的空间分布特征,并未就不同季节温度的影响进行分析。

第三,目前由于缺乏精细化空间尺度,可能会导致热岛对健康的影响没有与城市景观产生深入联系,因此在未来的研究中,需要通过进一步分析应用于健康城市规划的景观指数,进行高分辨的时空数据的验证分析,使其在更加精细化的空间尺度下深入探索热岛内部景观对健康的影响,有效指导城市规划建设的探索。又由于研究基于日间人们活动的高峰时段的最低温度基准,低估了其他时段热岛对健康的影响,因此未来将进一步精细化不同时间段的研究。

第四,随着城市人居条件的改善,空调使用更加频繁,夏季人们在室内时间较长,而通勤是居民出行的基本行为,因此关注居民在户外的暴露时间至关重要,城市中的地铁覆盖率成为影响居民通勤高温暴露水平的重要因素。合理的城市规划在促进通勤健康方面发挥重要作用。就如何进一步精确北京市高温暴露对公共健康影响的研究,总结出北京市基础交通设施的改进方法等问题仍需要进一步探讨。

参考文献

［ 1 ］Li Y H, Cheng Y B, Cui G Q, et al. Association between high temperature and mortality in metropolitan areas of four cities in various climatic zones in China: A time-series study[J]. Environmental Health: A Global Access Science Source, 2014, 13: 65.

［ 2 ］Huang H C, Yang H L, Deng X, et al. Influencing mechanisms of urban heat island on respiratory diseases[J]. Iranian Journal of Public Health, 2019, 48(9): 1636-1646.

［ 3 ］Almendra R, Loureiro A, Silva G, et al. Short-term impacts of air temperature on hospitalizations for mental disorders in Lisbon[J]. Science of the Total Environment, 2019, 647: 127-133.

［ 4 ］曹璐, 胡瀚文, 孟宪磊, 等. 城市地表温度与关键景观要素的关系[J]. 生态学杂志, 2011, 30(10): 2329-2334.

［ 5 ］Gusso A, Cafruni C, Bordin F, et al. Multi-temporal patterns of urban heat island as response to economic growth management[J]. Sustainability, 2015, 7(3): 3129-3145.

［ 6 ］Mika J, Forgo P, Lakatos L, et al. Impact of 1. 5 K global warming on urban air pollution and heat island with outlook on human health effects[J]. Current Opinion in Environmental Sustainability, 2018, 30: 151-159.

［ 7 ］Salata F, Golasi I, Petitti D, et al. Relating microclimate, human thermal comfort and health during heat waves: An analysis of heat island mitigation strategies through a case study in an urban outdoor environment[J]. Sustainable Cities and Society, 2017, 30: 79-96.

［ 8 ］Thompson R, Hornigold R, Page L, et al. Associations between high ambient temperatures and heat waves with mental health outcomes: A systematic review[J]. Public Health, 2018, 161: 171-191.

［ 9 ］Wu Z F, Ren Y. The influence of greenspace characteristics and building configuration on depression in the elderly[J]. Building and Environment, 2021, 188: 107477.

［10］谈建国, 陆晨, 陈正洪. 高温热浪与人体健康[M]. 北京: 气象出版社, 2009.

［11］Chen X，Zhao P，Hu Y T，et al. Canopy transpiration and its cooling effect of three ur-
ban tree species in a subtropical city-Guangzhou，China［J］. Urban Forestry & Urban
Greening，2019，43：126368.

［12］Akpinar A. How is quality of urban green spaces associated with physical activity and
health?［J］. Urban Forestry & Urban Greening，2016，16：76-83.

［13］Qiao Y H，Chen Z N，Chen Y Q，et al. Deciphering the link between mental health and
green space in Shenzhen，China：The mediating impact of residents' satisfaction［J］.
Frontiers in Public Health，2021，9：561809.

［14］黄焕春，陈逸伦，周婕，等. 基于灰色系统的特大城市热岛强度的预测分析:以天津市
夏季热岛为例［J］. 干旱区资源与环境，2019，33(6)：126-133.

［15］Oke T R，Maxwell G B. Urban heat island dynamics in Montreal and Vancouver［J］.
Atmospheric Environment (1967)，1975，9(2)：191-200.

［16］郭勇，龙步菊，刘伟东，等. 北京城市热岛效应的流动观测和初步研究［J］. 气象科技，
2006，34(6)：656-661.

［17］王志浩，卢军，杨轲. 重庆市华岩新城区夏季热岛效应研究［J］. 太阳能学报，2012，
33(6)：953-957.

［18］朱浩，蒋帅，肖平. 长江中游水网地区城市热岛效应研究：以岳阳为例［J］. 中低纬山
地气象，2020，44(4)：50-54.

［19］季丹丹，陈玺文，胡燕华，等. 绍兴地区热岛效应的季节变化及年际差异的成因分析
［J］. 中国城市林业，2019，17(2)：12-16.

［20］刘安，张雷. 涿州"城市热岛"效应强度及现状［J］. 现代农村科技，2017(10)：96.

［21］覃志豪，Zhang M H，Karnieli A，等. 用陆地卫星 TM6 数据演算地表温度的单窗算
法［J］. 地理学报，2001，56(4)：456-466.

［22］Lee Y Y，Kim J T，Yun G Y. The neural network predictive model for heat island in-
tensity in Seoul［J］. Energy and Buildings，2016，110：353-361.

［23］董良鹏，江志红，沈素红. 近十年长江三角洲城市热岛变化及其与城市群发展的关系
［J］. 大气科学学报，2014，37(2)：146-154.

［24］陈颖锋，王玉宽，傅斌，等. 基于 MODIS 地面温度数据的成都市热岛时空变化［J］.
长江流域资源与环境，2016，25(1)：156-162.

［25］尹杰，詹庆明，梁婷. 武汉市热岛强度分区与规划应对策略［J］. 环境监测管理与技
术，2017，29(2)：21-25.

［26］东高红，李英华，刘一玮，等. 天津城市热岛效应对海风(锋)环流影响的数值模拟试
验［J］. 气象，2018，44(6)：825-836.

［27］杨敏，杨贵军，王艳杰，等. 北京城市热岛效应时空变化遥感分析［J］. 国土资源遥感，
2018，30(3)：213-223.

［28］赵梓淇,沈历都,李丽光,等.沈阳市区典型地块的地表温度与城市热岛特征分析［Z］.
沈阳:中国气象局沈阳大气环境研究所,2020.

［29］葛亚宁,徐新良,李静,等.北京城市建筑密度分布对热岛效应的影响研究［J］.地球
信息科学学报,2016,18(12):1698-1706.

［30］杨智威,陈颖彪,吴志峰,等.粤港澳大湾区建设用地扩张与城市热岛扩张耦合态势
研究［J］.地球信息科学学报,2018,20(11):1592-1603.

［31］沈娅男,林文鹏.杭州湾南岸城市群热岛效应研究［J］.测绘与空间地理信息,2018,
41(7):114-116.

［32］黄铁兰,罗婧,柯锦灿,等.基于多源遥感数据的珠三角城市群热岛效应时空演变特
征［J］.北京测绘,2019,33(10):1165-1170.

［33］沈中健,曾坚.1996—2017年闽三角城市群区域热岛时空格局演化分析［J］.安全与
环境学报,2020,20(4):1567-1578.

［34］潘莹,崔林林,刘昌脉,等.基于MODIS数据的重庆市城市热岛效应时空分析［J］.
生态学杂志,2018,37(12):3736-3745.

［35］朱玲,由阳,程鹏飞,等.海绵建设模式对城市热岛缓解效果研究［J］.给水排水,
2018,54(1):65-69.

［36］孙永,王咏薇,高阳华,等.复杂地形条件下城市热岛及局地环流特征的数值模拟
［J］.大气科学学报,2019,42(2):280-292.

［37］周梦宇.土地利用/覆盖变化与热岛效应关系的研究［D］.抚州:东华理工大学,2017.

［38］何志斌.昆明市主城区热岛效应特征及驱动机制分析［J］.软件,2018,39(7):
152-156.

［39］华俊玮,祝善友,高牧原,等.多源参数在晋江城市热岛分析中的差异性［J］.遥感信
息,2017,32(5):93-101.

［40］王林申,付佳,贾琦,等.济南市地表参数变化及其热岛效应响应［J］.干旱区资源与
环境,2019,33(1):148-152.

［41］田雷,陶宇.基于城市地表参数变化的蚌埠市热岛效应研究［J］.黑龙江工程学院学
报,2020,34(4):9-15.

［42］Amanollahi J, Tzanis C, Ramli M F, et al. Urban heat evolution in a tropical area utili-
zing Landsat imagery［J］. Atmospheric Research, 2016, 167:175-182.

［43］Moser A, Uhl E, Rötzer T, et al. Effects of climate and the urban heat island effect on
urban tree growth in Houston［J］. Open Journal of Forestry, 2017, 7(4):428-445.

［44］da Silva V J, da Silva C R, da Silva Almeida L, et al. Mobile transect for identification
of intra-urban heat Islands in Uberlandia, Brazil［J］. Ambiente e água - An Interdisci-
plinary Journal of Applied Science, 2018, 13(4):1.

［45］Tiwari A, Kumar P, Kalaiarasan G, et al. The impacts of existing and hypothetical green infrastructure scenarios on urban heat island formation[J]. Environmental Pollution, 2021, 274: 115898.

[46] Mushtaha E, Shareef S, Alsyouf I, et al. A study of the impact of major urban heat Island factors in a hot climate courtyard: The case of the University of Sharjah, UAE [J]. Sustainable Cities and Society, 2021, 69: 102844.

[47] Romano P, Prataviera E, Carnieletto L, et al. Assessment of the urban heat island impact on building energy performance at district level with the EUReCA platform[J]. Climate, 2021, 9(3): 48.

[48] 陈光. 广州地区气候变化与城市扩张背景下城市热环境模拟方法研究与应用[D]. 广州: 华南理工大学, 2016.

[49] 郭其伟, 朱瑜葱. 以缓解热岛效应为目的的热环境模拟分析: 以西安市为例[J]. 生态经济, 2016, 32(3): 161-164.

[50] Balogun I A, Ishola K A. A hybrid approach for monitoring future thermal environment in tropical areas[J]. Spatial Information Research, 2018, 26(2): 151-162.

[51] Chen D C, Xu X L, Sun Z Y, et al. Assessment of urban heat risk in mountain environments: A case study of Chongqing metropolitan area, China[J]. Sustainability, 2019, 12(1): 309.

[52] 李雪. 杭州市热环境的时空格局变化与生态安全评价[D]. 成都: 成都理工大学, 2019.

[53] Younan D A, Li L F, Tuvblad C, et al. Long-term ambient temperature and externalizing behaviors in adolescents[J]. American Journal of Epidemiology, 2018, 187(9): 1931-1941.

[54] Akompab D A, Bi P, Williams S, et al. Heat waves and climate change: Applying the health belief model to identify predictors of risk perception and adaptive behaviours in Adelaide, Australia[J]. International Journal of Environmental Research and Public Health, 2013, 10(6): 2164-2184.

[55] Ranson M. Crime, weather, and climate change[J]. Journal of Environmental Economics and Management, 2014, 67(3): 274-302.

[56] Noelke C, McGovern M, Corsi D J, et al. Increasing ambient temperature reduces emotional well-being[J]. Environmental Research, 2016, 151: 124-129.

[57] Burke M, González F, Baylis P, et al. Higher temperatures increase suicide rates in the United States and Mexico[J]. Nature Climate Change, 2018, 8(8): 723-729.

[58] Basu R P, Gavin L, Pearson D, et al. Examining the association between apparent temperature and mental health-related emergency room visits in California[J]. American Journal of Epidemiology, 2017, 187(4): 726-735.

［59］Wang S，Zhang X，Xie M，et al. Effect of increasing temperature on daily hospital admissions for schizophrenia in Hefei，China：A time-series analysis[J]. Public Health，2018，159：70-77.

［60］Obradovich N，Migliorini R，Paulus M P，et al. Empirical evidence of mental health risks posed by climate change[J]. PNAS，2018，115(43)：10953-10958.

［61］Wong L P，Alias H，Aghamohammadi N，et al. Physical，psychological，and social health impact of temperature rise due to urban heat island phenomenon and its associated factors[J]. Biomedical and Environmental Sciences：BES，2018，31(7)：545-550.

［62］杨丹晨. 中学校园疗愈庭园景观设计研究[D]. 杨凌：西北农林科技大学，2018.

［63］Peng S S，Piao S L，Ciais P，et al. Surface urban heat island across 419 global big cities [J]. Environmental Science & Technology，2012，46(2)：696-703.

［64］黄焕春，运迎霞，王世臻. 城市热岛的形成演化机制与规划对策[M]. 北京：中国建筑工业出版社，2016.

［65］李延明，张济和，古润泽. 北京城市绿化与热岛效应的关系研究[J]. 中国园林，2004，20(1)：72-75.

［66］胡永红，秦俊. 城镇居住区绿化改善热岛效应技术[M]. 北京：中国建筑工业出版社，2010.

［67］黄初冬，陈前虎，彭卫兵，等. 杭州市"热岛效应"与城市功能布局的关联分析[J]. 规划师，2011，27(5)：46-49.

［68］张雅妮，曾小洲，肖毅强. 基于风热环境优化的"山·城共构"城市设计初探：以广州白云新城为例[J]. 城市规划，2018，42(12)：116-124.

［69］刘晓冉. 重庆市悦来新城海绵城市建设会展城热岛效应监测分析研究[Z]. 重庆市：重庆市气候中心，2019.

［70］蔡菊珍，何月，樊高峰，等. 基于风热环境评估的城市通风廊道设计研究：以绍兴市越城区为例[J]. 科技通报，2021，37(3)：104-112.

［71］Labib S M，Lindley S，Huck J J. Spatial dimensions of the influence of urban green-blue spaces on human health：A systematic review[J]. Environmental Research，2020，180：108869.

［72］Frumkin H，Bratman G N，Breslow S J，et al. Nature contact and human health：A research agenda[J]. Environmental Health Perspectives，2017，125(7)：075001.

［73］Pascal M，Laaidi K，Beaudeau P. Relevance of green，shaded environments in the prevention of adverse effects on health from heat and air pollution in urban areas[J]. Sante Publique (Vandoeuvre Les Nancy，France)，2019，S1(HS)：197-205.

［74］United Nations Department of Economic. The world's cities in 2016[M]. New York：United Nation，2016.

［75］Ostro B D，Roth L A，Green R S，et al. Estimating the mortality effect of the July 2006 California heat wave[J]. Environmental Research，2009，109(5)：614-619.

［76］路凤，金银龙，程义斌. 气象因素与心脑血管疾病关系的研究进展[J]. 国外医学(卫生学分册)，2008(2)：83-87.

［77］Williams S，Nitschke M，Sullivan T，et al. Heat and health in Adelaide，South Australia：Assessment of heat thresholds and temperature relationships[J]. Science of the Total Environment，2012，414：126-133.

［78］黄聚聪，赵小锋，唐立娜，等. 城市化进程中城市热岛景观格局演变的时空特征：以厦门市为例[J]. 生态学报，2012，32(2)：622-631.

［79］Wu J Y，Smithwick E A H. Landscape fragmentation as a risk factor for buruli ulcer disease in Ghana[J]. The American Journal of Tropical Medicine and Hygiene，2016，95(1)：63-69.

［80］Liu H，Weng Q H. An examination of the effect of landscape pattern，land surface temperature，and socioeconomic conditions on WNV dissemination in Chicago[J]. Environmental Monitoring and Assessment，2009，159(1/2/3/4)：143-161.

［81］Tran P M，Waller L. Effects of landscape fragmentation and climate on Lyme disease incidence in the northeastern United States[J]. EcoHealth，2013，10(4)：394-404.

［82］李宁，徐永明，何苗，等. 基于遥感的北京市体感温度指数反演研究[J]. 生态环境学报，2018，27(6)：1113-1121.

［83］Martin P，Baudouin Y，Gachon P. An alternative method to characterize the surface urban heat island[J]. International Journal of Biometeorology，2015，59(7)：849-861.

［84］覃志豪，李文娟，徐斌，等. 陆地卫星 TM6 波段范围内地表比辐射率的估计[J]. 国土资源遥感，2004，16(3)：28-32.

［85］梁亚琼，洪忻，徐斐. 南京市气象因素对居民心血管疾病死亡的影响[J]. 中华疾病控制杂志，2015，19(1)：24-27.

［86］Chung J Y，Honda Y，Hong Y C，et al. Ambient temperature and mortality：An international study in four capital cities of East Asia[J]. Science of the Total Environment，2009，408(2)：390-396.

［87］彭贵康，康宁，李志强，等. 青藏高原东坡一座生态优异四季舒适的城市：雅安市生物气象指标和生态质量气象评价[J]. 高原山地气象研究，2010，30(3)：36-42.

［88］王远飞，沈愈. 上海市夏季温湿效应与人体舒适度[J]. 华东师范大学学报(自然科学版)，1998(3)：60-66.

［89］杨正志，杨利华. 气象因素对老年高血压患者血压的影响[J]. 世界中西医结合杂志，2009，4(6)：418-419.

［90］Urban A，Davídková H，Kyseiý J. Heat- and cold-stress effects on cardiovascular mortality and morbidity among urban and rural populations in the Czech Republic[J]. International Journal of Biometeorology, 2014, 58(6): 1057-1068.

[91] Basu R P, Osrto B D. A multicounty analysis identifying the populations vulnerable to mortality associated with high ambient temperature in California[J]. American Journal of Epidemiology, 2008, 168(6): 632-637.

[92] Kenney W L, Craighead D H, Alexander L M. Heat waves, aging, and human cardio-vascular health[J]. Medicine and Science in Sports and Exercise, 2014, 46(10): 1891-1899.

[93] Li G X, Zhou M G, Cai Y, et al. Does temperature enhance acute mortality effects of ambient particle pollution in Tianjin City, China[J]. Science of the Total Environment, 2011, 409(10): 1811-1817.

[94] 杨虎, 袭著革, 刘晓华, 等. 臭氧对心血管系统影响的研究进展[J]. 解放军预防医学杂志, 2018, 36(2): 271-274.

[95] Yang C Y, Meng X, Chen R J, et al. Long-term variations in the association between ambient temperature and daily cardiovascular mortality in Shanghai, China[J]. Science of the Total Environment, 2015, 538: 524-530.

[96] Baaghideh M, Mayvaneh F. Climate change and simulation of cardiovascular disease mortality: A case study of Mashhad, Iran[J]. Iranian Journal of Public Health, 2017, 46(3): 396-407.

[97] 张书余, 张夏琨, 田颖, 等. 模拟热浪天气对冠心病影响及其机理实验研究[J]. 气象, 2015, 41(6): 761-770.

[98] Michelozzi P, Accetta G, de Sario M, et al. High temperature and hospitalizations for cardiovascular and respiratory causes in 12 European cities[J]. American Journal of Respiratory and Critical Care Medicine, 2009, 179(5): 383-389.

[99] 莫运政, 郑亚安, 陶辉, 等. 日均气温与呼吸系统疾病急诊人次相关性的时间序列分析[J]. 北京大学学报(医学版), 2012, 44(3): 416-420.

[100] 乐满, 王式功, 谢佳君, 等. 环境条件对遵义市呼吸系统疾病的影响及预测研究[J]. 中国环境科学, 2018, 38(11): 4334-4347.

[101] Bunker A, Wildenhain J, Vandenbergh A, et al. Effects of air temperature on climate-sensitive mortality and morbidity outcomes in the elderly: A systematic review and meta-analysis of epidemiological evidence[J]. EBioMedicine, 2016, 6: 258-268.

[102] 胡梦珏, 马文军, 张永慧, 等. 中国城市气温与人群死亡暴露反应关系的 Meta 分析[J]. 中华流行病学杂志, 2013, 34(9): 922-926.

[103] Analitis A, Katsouyanni K, Biggeri A, et al. Effects of cold weather on mortality: Results from 15 European cities within the PHEWE project[J]. American Journal of Epi-

demiology, 2008, 168(12): 1397-1408.

[104] 吴凡,景元书,李雪源,等. 广义相加模型在高温热浪对呼吸系统疾病影响研究中的
应用[J]. 科学技术与工程, 2013, 13(20): 5915-5919.

[105] 梁凤超,胥美美,金晓滨,等. 不同大气温度指标与居民呼吸系统疾病死亡的相关性
比较研究[J]. 环境与健康杂志, 2014, 31(5): 377-381.

[106] 赵全勇,孙艳玲,王中良. 城市化进程中天津城市热岛景观格局变化分析[J]. 天津师
范大学学报(自然科学版), 2014, 34(2): 49-55.

[107] Li X M, Zhou W Q, Ouyang Z Y, et al. Spatial pattern of greenspace affects land sur-
face temperature: Evidence from the heavily urbanized Beijing metropolitan area, China
[J]. Landscape Ecology, 2012, 27(6): 887-898.

[108] 岳文泽,徐丽华. 城市土地利用类型及格局的热环境效应研究:以上海市中心城区为
例[J]. 地理科学, 2007, 27(2): 243-248.

[109] 王耀斌,赵永华,韩磊,等. 西安市景观格局与城市热岛效应的耦合关系[J]. 应用生
态学报, 2017, 28(8): 2621-2628.

[110] 雷金睿,陈宗铸,吴庭天,等. 1989—2015年海口城市热环境与景观格局的时空演变
及其相互关系[J]. 中国环境科学, 2019, 39(4): 1734-1743.

[111] Paynter S. Humidity and respiratory virus transmission in tropical and temperate set-
tings[J]. Epidemiology and Infection, 2015, 143(6): 1110-1118.

[112] Keatinge W R, Donaldson G C, Cordioli E, et al. Heat related mortality in warm and
cold regions of Europe: Observational study[J]. BMJ (Clinical Research Ed), 2000,
321(7262): 670-673.

[113] Sheffield P E, Landrigan P J. Global climate change and children's health: Threats and
strategies for prevention[J]. Environmental Health Perspectives, 2011, 119(3):
291-298.

[114] Chen Z R, Zhu Y, Wang Y Q, et al. Association of meteorological factors with child-
hood viral acute respiratory infections in subtropical China: An analysis over 11 years
[J]. Archives of Virology, 2014, 159(4): 631-639.

[115] 张莹,尚可政,孙宏,等. 南京市呼吸系统和循环系统疾病死亡人数与气象因子的关
系分析[J]. 兰州大学学报(自然科学版), 2014, 50(1): 59-65.

[116] Li J, Xu X, Yang J, et al. Ambient high temperature and mortality in Jinan, China: A
study of heat thresholds and vulnerable populations[J]. Environmental Research,
2017, 156: 657-664.

[117] 章峰. 空气污染及气象因素对呼吸系统疾病就诊人次的影响[D]. 兰州:兰州大
学, 2018.

[118] Delamater P L, Finley A O, Banerjee S. An analysis of asthma hospitalizations, air

pollution, and weather conditions in Los Angeles County, California[J]. Science of the Total Environment, 2012, 425: 110-118.

[119] 罗斌，罗小峰，石红霞，等. 气温与大气颗粒物对呼吸系统影响的交互作用研究进展[J]. 环境与健康杂志，2014, 31(6): 551-555.

[120] Vaneckova P, Beggs P J, de Dear R J, et al. Effect of temperature on mortality during the six warmer months in Sydney, Australia, between 1993 and 2004[J]. Environmental Research, 2008, 108(3): 361-369.

[121] Almeida S, Casimiro E, Analitis A. Short-term effects of summer temperatures on mortality in Portugal: A time-series analysis[J]. Journal of Toxicology and Environmental Health Part A, 2013, 76(7): 422-428.

[122] Bell M L, O'Neill M S, Ranjit N, et al. Vulnerability to heat-related mortality in Latin America: A case-crossover study in São Paulo, Brazil, Santiago, Chile and Mexico City, Mexico[J]. International Journal of Epidemiology, 2008, 37(4): 796-804.

[123] Xu Z W, FitzGerald G, Guo Y M, et al. Impact of heatwave on mortality under different heatwave definitions: A systematic review and meta-analysis[J]. Environment International, 2016, 89/90: 193-203.

[124] Smith K R, Woodward A, Campbell L D, et al. Human health: impacts, adaptation, and cobenefits. In: Climate change 2014: impacts, adaptation, and vulnerability. Part A: Global and sectoral aspects. Contribution of Working Group II to the fifth assessment report of the Intergovernmental Panel on Climate Change[M]. Cambridge: Cambridge University Press, 2014

[125] Kim Y, Kim H, Honda Y, et al. Suicide and ambient temperature in east Asian countries: A time-stratified case-crossover analysis[J]. Environmental Health Perspectives, 2016, 124(1): 75-80.

[126] Isaksen T B, Yost M G, Hom E K, et al. Increased hospital admissions associated with extreme-heat exposure in King County, Washington, 1990-2010[J]. Reviews on Environmental Health, 2015, 30(1): 51-64.

[127] Lazarus R, Folkman S. Stress: appraisal and coping[M]. New York: Springer, 2013.

[128] Russell J A. A circumplex model of affect[J]. Journal of Personality and Social Psychology, 1980, 39(6): 1161-1178.

[129] Zevon M A, Tellegen A. The structure of mood change: An idiographic/nomothetic analysis[J]. Journal of Personality and Social Psychology, 1982, 43(1): 111-122.

[130] Watson D, Clark L A, Tellegen A. Development and validation of brief measures of positive and negative affect: The PANAS scales[J]. Journal of Personality and Social Psychology, 1988, 54(6): 1063-1070.

[131] 黄丽，杨廷忠，季忠民. 正性负性情绪量表的中国人群适用性研究[J]. 中国心理卫生杂志，2003，17(1)：54-56.

[132] Terjung W H. Physiologic climates of the conterminous United States：A bioclimatic classification based on man[J]. Annals of the Association of American Geographers，1966，56(1)：141-179.

[133] 吴兑. 多种人体舒适度预报公式讨论[J]. 气象科技，2003，31(6)：370-372.

[134] 雷桂莲，喻迎春，刘志萍，等. 南昌市人体舒适度指数预报[J]. 江西气象科技，1999，22(3)：40-41.

[135] Deckers L. Motivation：Biological psychological and environmental[M]. London：Routledge，2012.

[136] McElroy A，Townsend P K. Medical anthropology in ecological perspective[M]. London：Routledge，2018.

[137] McElroy A. Culture，behavior and personality：An introduction to the comparative study of psychosocial adaptation. 2nd Ed. Robert A. LeVine[J]. Medical Anthropology Newsletter，1983，14(3)：21-22.

[138] Chen R J，Yin P，Wang L J，et al. Association between ambient temperature and mortality risk and burden：Time series study in 272 main Chinese cities[J]. BMJ (Clinical Research Ed)，2018，363：k4306.

[139] Noelke C，McGovern M，Corsi D J，et al. Increasing ambient temperature reduces emotional well-being[J]. Environmental Research，2016，151：124-129.

[140] 袁磊，张宇星，郭燕燕，等. 改善城市微气候的规划设计策略研究：以深圳自然通风评估为例[J]. 城市规划，2017，41(9)：87-91.

[141] Wong L P，Alias H，Aghamohammadi N，et al. Urban heat island experience，control measures and health impact：A survey among working community in the city of Kuala Lumpur[J]. Sustainable Cities and Society，2017，35：660-668.

[142] Wang J，Zhou W Q，Wang J. Time-series analysis reveals intensified urban heat island effects but without significant urban warming[J]. Remote Sensing，2019，11(19)：2229.

[143] Li Y P，Sun Y，Xing F，et al. Identification of a single nucleotide promoter polymorphism regulating the transcription of ubiquitin specific protease 18 gene related to the resistance to porcine reproductive and respiratory syndrome virus infection[J]. Veterinary Immunology and Immunopathology，2014，162(3/4)：65-71.

[144] Dudorova N V，Belan B D. Estimation of factors determining the formation of the urban heat island in Tomsk[J]. Optika Atmosfery i Okeana，2016 (5)：29.

[145] 黄亚平，卢有朋，单卓然，等. 武汉市主城区热岛空间格局及其影响因素研究[J]. 城

市规划，2019，43(4)：41-47.

[146] 童雅娟，宋晗. 基于健康城市理念下城市绿地系统规划研究：以南京市青龙片区绿地系统规划为例[C]//中国城市科学研究会、海南省规划委员会、海口市人民政府. 2017 城市发展与规划论文集. 北京：北京邦蒂会务有限公司，2017：263-268.

[147] Lin Y K, Maharani A T, Chang F T, et al. Mortality and morbidity associated with ambient temperatures in Taiwan[J]. Science of the Total Environment，2019，651：210-217.

[148] Kenney W L, Craighead D H, Alexander L M. Heat waves, aging, and human cardiovascular health[J]. Medicine and Science in Sports and Exercise，2014，46(10)：1891-1899.

[149] Tan J, Chen L, Zheng H C. High temperature heat wave and human health[M]. Beijing：China Meteorological Press，2009.

[150] Guo Y M, Barnett A G, Pan X C, et al. The impact of temperature on mortality in Tianjin, China：A case-crossover design with a distributed lag nonlinear model[J]. Environmental Health Perspectives，2011，119(12)：1719-1725.

[151] 田美玲，方世明. 国家中心城市研究综述[J]. 国际城市规划，2015，30(2)：71-74.

[152] Almeida S, Casimiro E, Analitis A. Short-term effects of summer temperatures on mortality in Portugal：A time-series analysis[J]. Journal of Toxicology and Environmental Health Part A，2013，76(7)：422-428.

[153] Keller M C, Fredrickson B L, Ybarra O, et al. A warm heart and a clear head：The contingent effects of weather on mood and cognition[J]. Psychological Science，2005，16(9)：724-731.

[154] 任国玉，徐铭志，初子莹，等. 近 54 年中国地面气温变化[J]. 气候与环境研究，2005，10(4)：717-727.

[155] 冯雷，李旭东. 高温热浪对人类健康影响的研究进展[J]. 环境与健康杂志，2016，33(2)：182-188.

[156] Inostroza L, Palme M, de la Barrera F. A heat vulnerability index：Spatial patterns of exposure, sensitivity and adaptive capacity for Santiago de Chile[J]. PLoS One，2016，11(9)：e0162464.

[157] Ma W J, Zeng W L, Zhou M G, et al. The short-term effect of heat waves on mortality and its modifiers in China：An analysis from 66 communities[J]. Environment International，2015，75：103-109.

[158] Cepeda M, Schoufour J, Freak-Poli R, et al. Levels of ambient air pollution according to mode of transport：A systematic review[J]. The Lancet Public Health，2017，2(1)：e23-e34.

［159］陈万旭，李江风，熊锦惠，等. 基于 GWR 的中国城市用地扩张驱动力差异性研究［J］. 河南大学学报(自然科学版)，2018，48(5)：522-530.

［160］北京交通发展研究院.2018 北京市交通发展年度报告［R］.北京：北京交通发展研究院，2018：28-31.

［161］朱贞榕，程朋根，桂新，等. 地表温度反演的算法综述［J］. 测绘与空间地理信息，2016，39(5)：70-75.

［162］岳辉，刘英. 基于 Landsat 8 TIRS 的地表温度反演算法对比分析［J］. 科学技术与工程，2018，18(20)：200-205.

［163］环境保护部. 中国人群暴露参数手册-成人卷，Adults：成人卷 Adults［M］. 北京：中国环境出版社，2013.

［164］王瑾，范贞. 转化医学研究中临床研究受试者风险等级评估［J］. 中国研究型医院，2015，2(2)：26-30.

［165］同丽嘎，李雪铭，斯琴，等. 高温热浪暴露风险评价：以内蒙古包头市为例［J］. 干旱区地理，2017，40(2)：284-292.

［166］乔治，田光进. 北京市热环境时空分异与区划［J］. 遥感学报，2014，18(3)：715-734.

［167］许遐祯，郑有飞，尹继福，等. 南京市高温热浪特征及其对人体健康的影响［J］. 生态学杂志，2011，30(12)：2815-2820.

［168］United Nations. 2018 Revision of World Urbanization Prospects［R/OL］. (2018-05-16)［2021-12-04］. https://www. un. org/development/desa/publications/2018-revision-of-world-urbanization-prospects. html.

［169］Kong F H，Yan W J，Zheng G，et al. Retrieval of three-dimensional tree canopy and shade using terrestrial laser scanning (TLS) data to analyze the cooling effect of vegetation［J］. Agricultural and Forest Meteorology，2016，217：22-34.

［170］Rahman M A，Moser A，Rötzer T，et al. Within canopy temperature differences and cooling ability of Tilia cordata trees grown in urban conditions［J］. Building and Environment，2017，114：118-128.

［171］Morakinyo T E，Dahanayake K W D K C，Ng E，et al. Temperature and cooling demand reduction by green-roof types in different climates and urban densities：A co-simulation parametric study［J］. Energy and Buildings，2017，145：226-237.

［172］Galagoda R U，Jayasinghe G Y，Halwatura R U，et al. The impact of urban green infrastructure as a sustainable approach towards tropical micro-climatic changes and human thermal comfort［J］. Urban Forestry & Urban Greening，2018，34：1-9.

［173］Amani-Beni M，Zhang B，Xie G D，et al. Impacts of urban green landscape patterns on land surface temperature：Evidence from the adjacent area of Olympic forest park of Beijing，China［J］. Sustainability，2019，11(2)：513.

[174] Wang G Q, Zheng B H, Yu H W. Study on thermal environment effect of green space layout based on numerical simulation of computational fluid dynamics[J]. Journal of Railway Science and Engineering,2019,16(6):1519-1526.

[175] Zhang B, Amanibeni M, Shi Y T, et al. The summer microclimate of green spaces in Beijing Olympic Park and their effects on human comfort index[J]. Ecological Science, 2018,37(5):77-86.

[176] Middel A, Häb K, Brazel A J, et al. Impact of urban form and design on mid-afternoon microclimate in Phoenix Local Climate Zones[J]. Landscape and Urban Planning, 2014, 122: 16-28.

[177] Shi Y T, Zhang B, Gao J X, et al. Demand of urban green space cool islands based on heat island pattern: A case study of Chaoyang District of Beijing[J]. Resources Science, 2019, 41(8): 1541-1550.

[178] Huang H C. Scale response of summer urban heat island to building plot ratio and its warning parameter[J]. Tehnicki Vjesnik - Technical Gazette, 2017, 24(3): 877-886.

[179] 杜吴鹏,房小怡,刘勇洪,等. 基于气象和 GIS 技术的北京中心城区通风廊道构建初探[J]. 城市规划学刊, 2016(5): 79-85.

[180] 刘姝宇,沈济黄. 基于局地环流的城市通风道规划方法:以德国斯图加特市为例[J]. 浙江大学学报(工学版), 2010, 44(10): 1985-1991.

[181] 王梓茜,程宸,杨袁慧,等. 基于多元数据分析的城市通风廊道规划策略研究:以北京副中心为例[J]. 城市发展研究, 2018, 25(1): 87-96.

[182] 中国城市规划学会.多元与包容:2012 中国城市规划年会论文集(10.风景园林规划)[C]. 北京:中国城市规划学会,2012:302-309.

[183] 刘勇洪,徐永明,马京津,等. 北京城市热岛的定量监测及规划模拟研究[J]. 生态环境学报, 2014, 23(7): 1156-1163.

[184] Sobrino J A, Jiménez-Muñoz J C, Paolini L. Land surface temperature retrieval from LANDSAT TM 5[J]. Remote Sensing of Environment, 2004, 90(4): 434-440.

[185] Kress R. Regionale Luftaustauschprozesse und ihre Bedeutung für die rumliche planung [M]. Dortmund: Institut fur Umw eltschutz der Universitat Dortmund, 1979.